U0278437

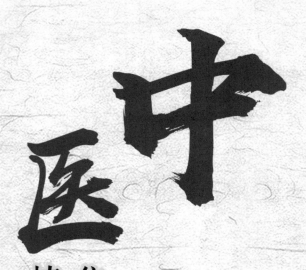

中医

住院医师规范化培训手册

（心内科分册）

主　编　张立晶

名誉主编　郭维琴　罗增刚

华夏出版社

HUAXIA PUBLISHING HOUSE

图书在版编目（CIP）数据

中医住院医师规范化培训手册. 心内科分册 / 张立晶主编. —北京：华夏出版社有限公司，2020. 5

ISBN 978-7-5080-9893-7

Ⅰ. ①中… Ⅱ. ①张… Ⅲ. ①心脏血管疾病－中医内科学－岗位培训－手册 Ⅳ. ① R2-62

中国版本图书馆 CIP 数据核字（2019）第 297222 号

中医住院医师规范化培训手册. 心内科分册

主　　编 张立晶
责任编辑 丁晓黎
装帧设计 汪佳卉

出版发行 华夏出版社有限公司
经　　销 新华书店
印　　刷 三河市少明印务有限公司
装　　订 三河市少明印务有限公司
版　　次 2020 年 5 月北京第 1 版
　　　　　　2020 年 5 月北京第 1 次印刷
开　　本 880mm×1230mm 1/32
印　　张 5
字　　数 102 千字
定　　价 38.00 元

华夏出版社有限公司　　地址：北京市东直门外香河园北里 4 号　邮编：100028
　　　　　　　　　　　网址：www.hxph.com.cn　　电话：（010）64618981
若发现本版图书有印装质量问题，请与我社营销中心联系调换。

中医住院医师规范化培训手册
（心内科分册）

名誉主编　郭维琴　罗增刚

主　　编　张立晶

副 主 编　赵　鹏　李　蒙　郝学增

编　　委　赵　勇　孟　伟　刘玉庆　肖　珉
　　　　　马立永　张　媛　高　群　李　楠
　　　　　付　蓍　刘　用　刘　聪　刘碧绒

医虽小道而义精，人微而任重。医之大家学医之道，多拜名师，博采众长，兢兢业业，勤奋钻研，历经多载，从勤奋严谨中成就一番事业。后辈之人，且勿浮躁于事，沉下心来，耐心学习，勤于临床，何愁不能有所成就？

医学为仁心仁术，心愈善而术愈精。明代裴一中曰："才不近仙者不可为医，德不近佛者不可为医。"德有余而才不足，但为仁厚之人；若才有余而德不足，则或可流为含灵巨贼。佛家有广行派与甚深派，既要有慈悲心，又要有大智慧。我辈医者，首具仁爱之心，以患者为至亲，以千方百计解除患者疾苦为己任；同时，也必须深研医理，中西并举，才能做到手到病除，恢复患者身心健康。

东直门医院心血管内科从无到有，再到发展壮大，经历了四十余载，对各种心血管疾病的诊断治疗积累了丰富的经验。喜闻东直门医院心内科众医师，在科主任张立晶的带领下，编写了心内科规范化培训教材，洋洋洒洒数万言，涉及二十余种疾病，中西合璧，甚为赞叹。该书的出版，必将为规培医师心血管疾病的知识学习指明方向。该书内容涉及心血管内科多种疾病的病因、发病机制、诊断、辨证论治与诊疗规范及综合诊疗措施、研究进展、名医经验等，深入浅出，具有系统、新颖、规范、实用的特点，是一本颇具参考价值的中西医结合心血管疾病专业用书，将会对心内科规范化培训医师有所助益。

谨此祝贺该书的出版，愿东直门医院心血管内科永远生机勃勃、欣欣向荣，造福广大人民群众。

首都国医名师

全国老中医专家学术经验继承工作优秀指导老师

郭维琴

2019 年 9 月 10 日

　　读经典，跟名师，做临床，是一名优秀中医、中西医医师成长的必经之路。院校教育侧重于夯实理论基础，而住院医师规范化培训是医学生从医学院校走向临床实践，由理论知识向临床思维、临床技能转化的必经阶段，它使医学生真正做到学以致用，知行合一。中医住院医师规范化培训，强调跟师学习，提供医学生临床实践以及更多"跟名师"的机会，在老师的教诲点拨下，学习和临证所遇困惑往往能豁然开朗。名老中医的经验更是宝贵的学术资源，通过对名老中医经验的整理、学习和总结，可进一步提高医学生的中医理论、临床及学术水平。

　　北京中医药大学东直门医院心内科曾被评为北京市中医住院医师规范化培训三优教学团队，具有丰富的教学和临床经验。张立晶主任医师曾师从我国著名中西医结合医学家陈可冀院士、胡大一教授，中西医功底深厚，多年来致力于中、西医两种医学在临床上的融汇与结合，擅长中西医结合治疗心血管内科常见病及危急重症，并取得不菲的成绩。此次张立晶主任带领科室优秀骨干教师共同编写了《中医住院医师规范化培训手册（心内科分册）》。本手册按照"中医住院医师规范化培训标准总则与细则"的要求，并结合最新的临床诊疗指南，简明扼要地阐述了心内科常见疾病的诊断和治疗原则。本书还单用一章总结我国著名的中医心血管专家郭维琴教授治疗心系疾病的多年临证经验，充分体现了中医住院医师规范化培训的特色。

　　纵观全书，以临床实用性为立足点，融入中医辨证体系，深入浅出。四章内容循序渐进，体现了心系疾病诊疗的整体性、系统性和实践性。本书可以作为中医及中西医住院医师规范化培训的参考用书，亦可成为中医及中西医医师进入临床实践的指导用书。相信本书的出版发行，对提高中医住院医师规范化培训的质量以及培养较高水平的心血管专业中医、中西医结合人才大有裨益。

是为序。

北京市中医管理局副局长、医学博士
罗增刚
2019 年 10 月 10 日

编写说明

　　住院医师规范化培训是医学生毕业后教育的重要组成部分，是培训临床高层次医师，提高临床医疗水平的重要环节和措施。近年来，由于参加住院医师规范化培训的人数不断增加，很多学员反映在临床学习工作中，对临床相关专业知识的接触和学习机会有限。

　　我院是国家住院医师规范化培训示范基地，作为一所三级甲等综合中医医院，住培模式有别于西医培养模式，重视中医思维训练与中医独特的跟师学习模式。基于我科多年研究生、规培生的教学经验和临证经验，由我科专业和教学骨干共同编写了这本小手册。希望这本小册子里面所承载的理论知识、临床经验和各位编写老师对于临床教学工作的热情能给予在临床学习的规培生、研究生以及本科生帮助和指导。

　　此外，针对近年来规培理论考核难度的逐年加大，各位编委老师围绕全国中医住院医师规范化培训理论考核的考试要求，结合北京市住培理论考核大纲，根据考查要求，并参考历年真题及考试题型，编撰参考例题若干附在书后，希望对各位学生的备考有所帮助。中医住院医师规范化培训理论考试分为两个部分，第一部分为共用题，供所有专业考生作答；第二部分为专科题，供中医内科专业考生作答。考生可根据自己的实际专业情况选择参考。

　　真诚地希望这本手册能够为学员们的临床学习与工作提供帮助，为理论考核提供参考，通过以考促学、考学结合，最终帮助各位学员为以后的临床医学生涯打下扎实的基础。鉴于本手册的各位编者均是临床医师，文笔水平有限，难免有纰漏疏忽，如有意见与建议、发现不妥之处，请发邮件至 dzmxnk@163.com，帮助我们不断完善改进。

目录

目录

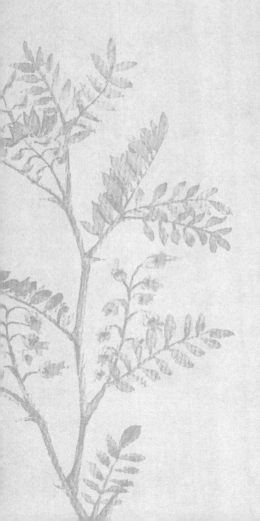

第一章

DI YI ZHANG

常见症状鉴别

第一节 胸痛

胸痛（chest pain）是临床常见症状，是由于胸部或胸壁疾病刺激神经引起相应部位的疼痛。

一、病因病机

常见病因包括胸壁疾病、心血管疾病、呼吸系统疾病和纵隔疾病等，主要有以下几类：

1. 炎症：如胸膜炎、肋软骨炎、心包炎、纵隔炎、食管炎等。
2. 内脏缺血：如心绞痛、急性心肌梗死、急性肺栓塞等。
3. 肿瘤：如原发性肺癌、纵隔肿瘤、胸膜肿瘤、骨髓瘤等。
4. 其他：主动脉夹层、张力性气胸等。

此外，还有一些其他部位的病变可导致胸痛，如膈下脓肿、肝脓肿、脾梗死、神经症、过度通气综合征、痛风以及胸廓出口综合征等。因此，诊断比较困难，常需根据胸痛的性质、伴随的症状和发生的部位、时间等加以分析和辨别。

（一）冠状动脉病变

冠状动脉病变是最常见的胸痛原因，也是风险最高的一类胸痛，尤其是急性冠状动脉综合征（acute coronary syndrome，ACS）所致的胸痛。ACS患者常表现为发作性或持续性胸痛、胸闷等症状，可导致心律失常、心力衰竭，甚至猝死。目前全国很多医院已经建立了胸痛中心，有严格的质量监控系统，以便快速识别ACS所致的胸痛，并及时有效地进行治疗。这一类的胸痛症状虽然相似，但仍存在差别，简述如下：

1. 心绞痛（angina pectoris）

心绞痛是冠状动脉供血不足，心肌急剧的暂时的缺血与缺氧所引起的以发作性胸痛或胸部不适为主要表现的临床综合征。典型稳定型心绞痛常为阵发性、压榨性疼痛，疼痛部位以胸骨后最常见，可放射至心前区和左臂内侧，也可放射至后背、颈、咽喉部、下颌等部位。疼痛为压迫、发闷或紧缩性，有时有濒死感或恐惧感。多数患者疼痛发作持续时间较短，约 3~5 分钟，很少超过半小时，经休息、去除诱因或舌下含服硝酸甘油后迅速缓解。常见诱因是体力活动、情绪激动、大量吸烟、饱餐、饮酒及寒冷刺激。不稳定型心绞痛的胸痛性质与上述典型的稳定型心绞痛相似，通常程度更重，持续时间更长，可达数十分钟，胸痛在休息时也可发生，常规休息或舌下含服硝酸甘油只能暂时但不能完全缓解症状。

心绞痛的诊断主要依据患者典型的发作特点和体征，结合年龄、存在的冠心病危险因素以及既往病史。发作时的心电图（electrocardiogram，ECG）检查有助于诊断，典型的 ECG 改变：在以 R 波为主的导联中，ST 段压低，T 波平坦或倒置（变异型心绞痛相关导联 ST 段抬高），发作后数分钟内 ECG 改变会逐渐恢复。需要指出的是 ECG 无改变的患者不能排除心绞痛的可能，诊断困难者需做进一步的鉴别检查，包括心电图负荷试验（运动试验）、放射性核素检查、多层螺旋 CT 冠状动脉成像以及冠状动脉造影。

2. 急性心肌梗死（acute myocardial infarction，AMI）

（1）前驱症状：①原有心绞痛病史者的胸痛突然加重，时间延长，发作次数增多，轻度活动甚至睡眠中也可发作；②原无心绞痛病史者突然发生频繁的胸痛，且逐渐加重，含服硝酸甘油缓解不明显或不缓解；③少数患者表现为胸部灼热感，伴心悸、气短、乏力、烦躁等，而不是胸痛。

（2）胸痛特点：①胸痛的位置与性质与心绞痛相似，但疼痛程度明显加重，持续时间长，含服硝酸甘油不能缓解，并常伴大汗，烦躁不安，恐惧或有濒死感；②疼痛剧烈时伴有频繁恶心、呕吐和上腹部胀痛，甚至呃逆；③疼痛时常伴有血压下降，严重者出现休克。

（3）辅助检查：心电图、心肌坏死标志物、冠状动脉造影以及超声心动图等明确诊断。

①根据 ECG 的改变，AMI 分为两大类：ST 段抬高型心肌梗死（ST

segment elevation myocardial infarction，STEMI），ECG 特点为 ST 段弓背向上抬高、病理性 Q 波和 T 波倒置；非 ST 段抬高型心肌梗死（non-ST segment elevation myocardial infarction，NSTEMI），ECG 表现为普遍 ST 段压低和（或）T 波倒置。

②心肌坏死标志物的增高：目前临床最常用的包括肌钙蛋白 I 或 T（cTnI/cTnT）、肌红蛋白（Myo）以及肌酸激酶同工酶（CK-MB）。其中肌钙蛋白的心肌特异性最高，一般在发病 3~4 小时后开始升高，可在血中持续 7~10 天（参见急性冠脉综合征部分）。

③冠状动脉造影与心肌核素显像检查：静息心肌核素显像可直接反映局部血流灌注情况。冠状动脉造影可以明确冠状动脉的病变情况，并可以直接做再灌注治疗（参见冠状动脉介入治疗）。

④超声心动图最主要的表现为节段性室壁运动异常。心肌梗死时显示相应室壁节段性运动明显减弱或消失，室壁收缩期增厚率消失，心腔扩大，心室壁膨隆，心肌厚度变薄。正常心肌部分表现代偿性运动增强，收缩增厚，幅度增加。

3．X 综合征

X 综合征又称微血管性心绞痛，是具有劳力性心绞痛或心绞痛样不适的症状，心电图负荷试验有 ST 段压低等心肌缺血的证据，而冠状动脉造影显示冠脉正常或无阻塞性病变的一组临床综合征。临床上多见于中年女性，发作有明显的诱因，如情绪激动、体力劳动、过度脑力活动等；胸痛多持续时间较长，可达 20 分钟左右，发作时 ECG 表现为 ST 段呈水平型及下斜型压低，症状缓解后 ECG 恢复正常，含服硝酸甘油可缓解，冠状动脉造影正常。目前认为，X 综合征的心肌缺血发作与交感神经活性增强有关。

4．心肌梗死后综合征

典型病例的症状发生于急性心肌梗死之后数周到数月内，可反复发生，主要临床表现有持续发热、胸痛、血沉加快、白细胞增多，或并发心包炎、胸膜炎与肺炎，部分病例听诊可闻及心包摩擦音，偶尔并发左侧胸腔积液。

5．冠状动脉瘤

临床表现多种多样，可为心绞痛或急性心肌梗死的症状和体征。

胸痛症状的轻重主要取决于动脉瘤本身的病理改变，以及是否有并发症。本病的心电图、超声心动图均无特征性异常，故临床上易漏诊或误诊，经冠状动脉造影可确诊。

（二）心肌病

肥厚型梗阻性心肌病

常染色体显性遗传病，多在 30 岁之前出现特征性症状，由于左心室肥厚并累及室间隔，使左心室流出道梗阻，可导致心绞痛发作，并伴有起立或运动后眩晕，甚至神志丧失，是青少年和运动员猝死的主要原因。超声心动图可显示室间隔非对称性肥厚，舒张期室间隔厚度与后壁比例≥1.3，结合心电图及心导管检查可作出诊断。

（三）心脏瓣膜病

1. 二尖瓣膜病

二尖瓣狭窄或关闭不全均可引起胸痛，发作一般与情绪激动、体力活动及饱餐等因素无关，二尖瓣狭窄所致疼痛性质以钝痛较为常见，很少有类似心绞痛样疼痛，心尖部可闻及隆隆样舒张期杂音或收缩期吹风样杂音，彩色超声心动图有助于诊断。

2. 二尖瓣脱垂综合征

常为锐痛、刀割样痛或钝痛，疼痛部位常位于心前区，与心绞痛相似，疼痛发作与劳力和情绪变化无关，可持续数分钟或数小时，不经治疗可自行缓解，彩色超声心动图检查有助于诊断。

3. 主动脉瓣膜病

主动脉瓣狭窄或关闭不全均可引起心绞痛，主动脉瓣狭窄引起的心绞痛一般与典型心绞痛相似，但其特点是较轻度的体力活动更易诱发，含服硝酸甘油治疗后可引起晕厥。主动脉瓣关闭不全引起的心绞痛常于睡眠中发作，可持续数十分钟至 1 小时以上，发作时多有血压升高、窦性心动过速及呼吸加快等表现，含服硝酸甘油常无效或仅暂时缓解，数分钟后多有重复发作，主动脉瓣区可闻及响亮的收缩期杂音或舒张期杂音，彩色超声心动图检查有助于诊断。

（四）急性心包炎

剧烈胸痛，少数患者只觉紧压感或闷痛，疼痛部位常在心前区，并可放射至左肩、左臂内侧、左肩胛区、背部、颈部、下颌部以及剑突下，疼痛可持续性或间歇性发作，于卧位时加重，坐起或身体前倾时减轻，体格检查可闻及心包摩擦音，如产生大量积液可出现心脏压塞。

（五）先天性心脏病

肺动脉瓣狭窄、房间隔缺损、法洛四联症、先天性特发性肺动脉扩张等先天性心脏病均可发生胸痛，胸痛可类似心绞痛，也可类似胸壁痛，常伴有肺动脉高压，心脏听诊、心脏 X 线检查、彩色超声心动图和心血管造影均有助于诊断。

（六）胸主动脉瘤

1. 主动脉瘤

主动脉瘤压迫胸壁、脊椎及神经时，均可引起胸痛，胸部 X 线检查可见局限性边缘清晰的梭状或囊状致密影，彩色超声心动图有助于诊断。

2. 主动脉窦动脉瘤

大多为先天性，少数由真菌感染与梅毒所致，约 3/4 的主动脉窦动脉瘤发生在右冠状动脉的基部，而向右心室穿破，除主动脉窦动脉瘤已发生穿破外，常难以作出诊断。主动脉窦动脉瘤穿破三联症：突然出现的颈静脉搏动、动脉脉搏减弱和连续性杂音，确诊需经选择性心血管造影检查。

3. 主动脉夹层动脉瘤

中年以上有高血压和动脉粥样硬化病史，突然发生心前区、背部、腰部或腹部剧烈疼痛，疼痛发作时有休克征象，但血压仍较高，即使一度下降，仍在 24~48 小时内反复上升，一侧桡动脉搏动减弱或消失。1/5 的患者主动脉瓣可听到舒张期杂音，部分患者可出现心包摩擦音或心包、胸腔积液征象，胸部 X 线检查可见主动脉阴影进行性加宽，搏动减弱甚至消失，心电图检查无急性心肌梗死的特征性改变，CT、MRI 或主动脉造影可见夹层动脉瘤。

（七）肺动脉疾病

1. 肺栓塞与肺梗死

常发生于下肢静脉曲张、心脏病、盆腔手术、骨折、长期卧床、老年肥胖等患者，典型肺栓塞可突然发病，出现胸骨后疼痛、呼吸困难、晕厥、发绀、咯血及休克等，典型 ECG 改变有肺性 P 波、电轴右偏、右束支传导阻滞等；胸部 X 片上典型征象示肺梗死部位呈楔状致密影，底部近胸膜，尖端向肺门，也可表现为圆形或多发性不规则阴影、胸腔积液、同侧膈肌上升等，CT 以及肺动脉造影有助于诊断。

2. 肺动脉高压

不论原发性或继发性肺动脉高压均可引起胸痛，心脏听诊可发现 P2 亢进及分裂，ECG 出现肺性 P 波，胸部 X 片显示肺动脉段明显突出或其高度 ≥ 3 mm，右下肺动脉干扩张，其横径 ≥ 15 mm，显残根征，肺动脉圆锥 ≥ 7 mm，超声心动图检查可反映肺动脉高压及相关表现。

3. 肺动脉瘤

罕见疾病，大多数为先天性，动脉瘤通常位于肺动脉干或其主分支，囊状多于梭状，大的动脉瘤可引起咳嗽、呼吸困难，甚至咯血。17% 的患者发生胸痛，疼痛程度不一，肺动脉瓣区出现收缩期杂音和第二心音亢进，胸部 X 线检查常显示肺动脉干局限性凸出，肺血管纹理正常，无明显肺门搏动，胸部 CT 检查或肺动脉造影可明确诊断。

（八）心血管神经症

以心血管疾病的有关症状为主要表现的临床综合征，属于功能性神经症的一种类型，中青年女性较多见，尤其是更年期妇女，心血管系统检查结果为阴性。

第二节 呼吸困难

呼吸困难（dyspnea）是患者主观感到空气不足，呼吸费力，严重者可出现张口呼吸、鼻翼扇动，并有呼吸频率、深度和节律的改变。按病因可分为心源性呼吸困难、肺源性呼吸困难、中毒性呼吸困难、血源性呼吸困难、神经精神性呼吸困难和其他类型的呼吸困难（由发热、疼痛、甲状腺功能亢进等引发）。按病程可分为急性呼吸困难与慢性呼吸困难，临床上需要紧急处理的为急性呼吸困难。

一、诊断与鉴别诊断

1. 心源性呼吸困难

各种心脏疾病（冠心病、心脏瓣膜病、心肌病、先心病、缩窄性心包炎等）发生左和（或）右心功能不全时，均会导致呼吸困难；心功能不全的严重程度不同，表现亦不同，可表现为劳力性呼吸困难、夜间阵发性呼吸困难、持续呼吸困难致端坐呼吸、心源性哮喘，并可伴发急性肺水肿。

2. 肺源性呼吸困难

由呼吸系统（上呼吸道、支气管、肺泡）病变、纵隔病变、胸廓运动以及呼吸肌功能障碍等所致，可分为吸气性呼吸困难（喉、气管、大支气管等狭窄或阻塞）、呼气性呼吸困难（小气道狭窄、痉挛及肺组织弹性减弱）和混合性呼吸困难（广泛性肺部病变致呼吸面积减少）。

3. 中毒性呼吸困难

（1）酸中毒　常见于慢性肾功能不全尿毒症期及其他原因导致的代谢性酸中毒，病人有深而大的呼吸困难，动脉血气分析可明确诊断。

（2）化学、药物、毒物中毒　与某些毒性物质（如一氧化碳、氰化物和亚硝酸盐等），某些中枢抑制剂如吗啡类药物、巴比妥等，败血症、急性中毒性菌痢等急性感染或传染病患者，有明确接触史，而后出现呼吸困难。

4. 血源性呼吸困难

多由红细胞携氧量减少，血氧含量降低所致，表现为呼吸浅、心率快，临床常见于重度贫血、高铁血红蛋白血症和硫化血红蛋白血症。此外，大出血或休克时因缺血及血压下降，可刺激呼吸中枢而引起呼吸加快。

5. 神经肌肉疾病

（1）神经性呼吸困难　常见于重症颅脑疾病（脑炎、脑血管意外和脑肿瘤等），可直接累及呼吸中枢，引起呼吸困难，并伴有呼吸节律的改变，如双吸气（抽泣样呼吸）和呼吸遏制（吸气突然停止）等。

（2）精神性呼吸困难　多见于焦虑症、癔症患者，主要表现为呼吸频率增快（可达 80 ~ 100 次 / 分）和呼吸表浅，常因换气过度发生胸痛与呼吸性碱中毒，出现手足搐搦。明确诊断需根据病史，并除外器质性病变所致的呼吸困难。

（3）肌肉疾病　重症肌无力危象是重症肌无力患者一种极严重的紧急状态，会出现呼吸困难，并危及生命。诱因常为感染、分娩、人工流产、胸腺术后以及应用大剂量糖皮质激素等。

二、辅助检查

常用的辅助检查包括：血常规、肝肾功能、胸部 X 片、心电图、超声心动图、肺功能以及动脉血气分析等。血红蛋白检查有助于明确贫血所致呼吸困难；动脉血气分析对酸中毒以及有心肺疾病的患者有参考价值；胸部 X 片有助于发现气胸、肺炎以及胸腔积液等；利钠肽包括 B 型钠尿肽 (B-type natriuretic peptides，BNP) 和 N 末端钠尿肽前体（NT-proBNP），有助于排除心力衰竭所致的急性呼吸困难；肺通气功能检查可用于区分气流阻塞性疾病，支气管舒张试验有助于气流可逆性诊断，测定弥散功能和脉搏血氧饱和度有助于发现间质性肺疾病和肺气肿；D- 二聚体检查有助于快速鉴别肺栓塞。

三、鉴别要点 常见急性呼吸困难病因的鉴别要点如表 1 所示。

表 1 常见急性呼吸困难病因鉴别要点

病因	诊断要点
心功能不全	高血压、冠心病、糖尿病等病史；感染、劳累、过量或过快输液等诱因；听诊双肺湿啰音，左心扩大，可闻及奔马律或心脏杂音；胸部 X 片肺淤血、心脏增大等征象
大气道阻塞	有异物吸入或呛咳史，三四征（吸气时胸骨、锁骨上窝及肋间隙凹陷），听诊可闻及吸气相哮鸣音
急性呼吸窘迫综合征	肺部感染、脓毒症等高危因素；呼吸窘迫、增快，胸部 X 片两肺浸润阴影；血氧分压 PaO_2/吸入氧浓度（FiO_2）≤ 300 mmHg
肺栓塞	创伤、肿瘤等诱发因素，合并深静脉血栓形成的症状与体征，D-二聚体测定有排除意义
肺炎	伴咳嗽、咳痰、发热、胸痛等，肺部听诊可闻及湿啰音及哮鸣音
慢性阻塞性肺疾病及其急性加重期	吸烟史、粉尘接触史，慢性咳嗽、咳痰及喘息病史，进行性呼吸困难，桶状胸、呼气相延长
支气管哮喘及其急性加重期	过敏史、支气管哮喘病史，双肺呼气相哮鸣音
气胸	抬举重物等用力动作或咳嗽等诱发因素；合并一侧胸痛；叩诊呈过清音或鼓音，听诊呼吸音减弱或消失
间质性肺疾病	有职业及环境暴露、进行性呼吸困难、干咳、听诊吸气末爆裂音、杵状指
精神性	情绪异常、神经质、焦虑和抑郁病态，伴有叹气
中毒性	毒物、特殊药物接触史，动静脉血气分析、血中碳氧血红蛋白和高铁血红蛋白测定

四、处理流程

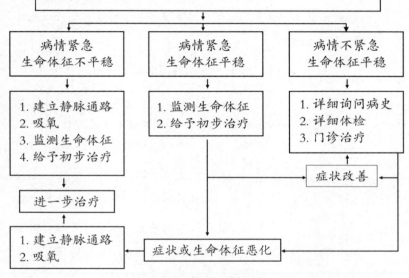

图 1　急性呼吸困难患者的处理流程

　　许多疾病可以引起呼吸困难，因此应全面系统地了解患者的既往病史、此次发病的诱因以及发病过程，并遵循"系统、有序、快捷、准确"的原则进行呼吸困难的鉴别诊断。在呼吸困难鉴别诊断中应注意疾病的轻重缓急，须首先排除对生命威胁较大的急症和重症（急性呼吸困难患者的处理流程如图1所示），如心脏疾病（急性心功能不全、心肌梗死及心包填塞等）、气道内异物、自发性气胸以及肺栓塞等，再进行其他慢性疾病的鉴别诊断。可依据起病方式、诱因、伴随症状以及体征等推测可能出现呼吸困难的病因，并在此基础上进行有针对性的检查，根据检查结果确定或除外某种疾病。

第三节　水肿

水肿（edema）在临床中是很常见的症状。根据病因可分为心源性、肾源性、肝源性、营养不良性、内分泌代谢性以及血管神经性水肿等；根据部位可分为全身性水肿和局限性水肿；根据特点可分为凹陷性及非凹陷性水肿。按照病因分类的目的，就是要标本兼顾，改善预后。

一、按照病因分类

水肿根据病因可分为心源性、肾源性、肝源性、营养不良性水肿和结缔组织疾病所致的水肿以及其他病因导致的水肿，分别简述如下：

1. 心源性水肿

由心功能不全导致的水肿，是急性心肌梗死、心肌炎、心肌病等病的常见并发症。轻者仅表现为踝部水肿，重者下肢、上肢、胸部、背部以及面部均可发生，并出现颈静脉怒张、奇脉、肝颈静脉反流征阳性。心源性水肿的主要特点：①有器质性心脏病史及症状；②器质性心脏病体征；③水肿为全身性、对称性的凹陷性水肿，与体位有关，并与心功能的变化密切相关。

2. 肾源性水肿

肾源性水肿初起往往以眼睑或面部症状显著，低垂部位水肿不明显。病人常发现晨起时眼睑、面部浮肿或肿胀，而后扩展至全身。与心源性水肿不同，患者没有器质性心脏病史，没有明显的血流动力学障碍，一般能平卧。在临床中常见于肾病综合征、急性肾小球肾炎和慢性肾小球肾炎患者身上。

3. 肝源性水肿

多见于失代偿期的肝硬化患者，常有慢性肝炎的病史，肝脾肿大，并伴有肝脏疾病的其他症状和体征，如消瘦、皮肤晦暗、黄疸、蜘蛛痣、肝掌和腹壁静脉曲张（海蛇头样）等。实验室检查可见血浆白蛋白低，白球比值（A/G）倒置，肝功能明显受损，肝脏超声或CT可协助诊断。

4. 营养不良性水肿

多由营养物质缺乏引起，常与慢性重度贫血、肿瘤、结核病、慢性肝病、胃肠手术后、慢性腹泻、重度烧伤、长期节食减肥以及偏食厌食等有关。水肿发生较慢，其分布一般是从组织疏松处开始，然后扩展到全身皮下。患者血浆白蛋白降低，尿液正常，血压不高，常合并有贫血及乏力，营养改善后水肿可消退。

5. 结缔组织疾病所致的水肿

结缔组织疾病中易引起水肿的有系统性红斑狼疮、多发性肌炎、皮肌炎和硬皮病等，其临床特点为：①皮肤、皮下组织呈急性非感染性炎症所致的水肿，多见于头面部、颈胸、上肢等部位；②水肿部位皮肤发红、发紧和肿胀，可为指压凹陷或非凹陷性水肿；③患者多伴有发热、全身不适和关节痛。

患者同时还存在其他结缔组织疾病的症状和体征，如多发性肌炎和皮肌炎多有程度不一的近端肌无力症状，吞咽困难；硬皮病特征性改变是皮肤中胶原含量明显增多，引起全身皮肤弥漫性水肿，皮肤失去正常的皱纹，紧绷或带有光亮，皮肤呈晦暗色、苍黄色或苍白色，水肿最显著的部位是面部、上肢的远端，患者常伴有四肢冰凉或雷诺现象；系统性红斑狼疮的水肿较轻，以面部及踝部多见，水肿形成与全身性血管病变及血清白蛋白降低有关，如伴有狼疮性肾炎，则水肿的形成又与肾脏有关。

6. 其他原因的水肿

还有一些疾病可以导致水肿，其原因和特点见下表：

表2　水肿的其他病因、临床表现及特点

病因	临床表现及特点
抗利尿激素分泌异常综合征	抗利尿激素分泌过多，导致钠、水潴留及低钠血症，可见于肺癌、胰腺癌、脑脓肿、脑肿瘤等
肾上腺皮质功能亢进	又称库欣综合征，皮质醇分泌过多，可促进对钠的重吸收，出现水肿

病因	临床表现及特点
甲状腺功能异常	甲状腺功能减退症患者可出现颜面及手足水肿，为非凹陷性，皮肤增厚、粗糙、苍白、温度降低，称为黏液性水肿；甲状腺功能亢进症患者可出现胫前区局部皮肤增厚，称为胫前黏液性水肿，并伴眼裂增宽，眼球突出
变态反应性水肿	有过敏史，多突然发生，尿检查可见短暂的蛋白尿与管型，给予对症治疗后水肿迅速消退
妊娠性水肿	分为生理性和病理性两大类。在妊娠后半期孕妇出现双下肢轻度水肿，休息后减轻，多属生理性；休息后不消退，且日趋严重者，应考虑病理性
药物所致的水肿	在用药后发生，停药后消失，分为：①药物过敏反应，如解热镇痛药、磺胺类药物等；②药物性肾脏损害，致病药物为某些抗生素、别嘌醇等；③药物致内分泌紊乱，致病药物为肾上腺皮质激素、性激素、胰岛素、甘草和萝芙木等
血管神经性水肿	散发型：病人往往有过敏史，由情绪激动或精神刺激诱发，好发于面部，呈圆形或椭圆形隆起的肿块，发展迅速而消退得较快；家族型：为常染色体显性遗传，与过敏无关，血清中补体 C1 酯酶明显低于正常，可出现风团样皮疹，还可有腹痛、呕吐等急腹症样症状
炎症性水肿	急性炎症一般在炎症区域有水肿，其水肿液为渗出液，非漏出液
静脉阻塞性水肿	常发生于肿瘤压迫或肿瘤转移，导致静脉血栓形成、血栓性静脉炎等，水肿初起常在下午出现，夜间卧床后可消退，长期发展可致皮下组织纤维化，由于静脉淤血，局部出现青紫、色素沉着，可合并湿疹或溃疡
淋巴性水肿	原发性淋巴性水肿原因不明，水肿的皮肤和皮下组织变厚，皮肤表面粗糙，有明显的色素沉着；继发性淋巴水肿多为肿瘤、手术、感染等造成淋巴管受压或阻塞而引起

二、辅助检查

对水肿患者的常规检查包括血常规、尿常规、便常规、凝血功能、血生化全项（肝、肾功能、钾离子、钠离子以及血浆白蛋白等）。怀疑为心源性水肿需做心电图、超声心动图、胸部 X 片、心肌酶谱和 B 型利钠肽等进一步检查；怀疑为肾源性水肿应做尿常规、尿蛋白测定、尿红细胞形态、内生肌酐清除率和肾脏 B 超等检查；怀疑为肝源性水肿应做乙肝、丙肝和戊肝等检测，同时要查凝血功能、腹部 B 超，必要时需做消化道造影及腹部 CT 等；怀疑为内分泌性水肿应做腹部肾脏及肾上腺 B 超、甲状腺 B 超、促肾上腺皮质激素（ACTH）、皮质醇、甲状腺功能、立卧位醛固酮、立位血浆醛固酮 / 血浆肾素活性、血尿儿茶酚胺和卧立位试验等测定，必要时做肾上腺 CT 及 MRI、脑垂体 CT 及 MRI 等。

三、诊断流程

1. 问诊内容：

包括水肿发生的时间（早晨、中午、下午或夜晚）、部位（全身或局部）、诱因（药物、情绪、月经期、感染等）、与体位和运动的关系、频率（经常或偶尔）、伴随症状（如呼吸困难、心悸、气短、发热等）、既往疾病（如心脏病、肾脏病、肝脏疾病等）。

2. 迅速判断是否存在危及患者生命的严重疾病：

如急性肺水肿、急性左心衰竭等，并及时开始治疗。

3. 确定水肿发生的部位：

①水肿发生于单侧下肢还是双侧下肢；②水肿发生于全身，包括下肢、上肢、躯干、会阴部及面部；③水肿仅发生于上肢及面部；④水肿仅发生于下肢及腰骶部；⑤水肿发生于眼睑及颜面部，以早晨起床时最明显。

4. 根据水肿发生部位判断出导致水肿的病因：

①水肿发生于单侧下肢：常见于下肢深静脉血栓、静脉闭塞和淋巴管阻塞等。静脉性血栓或闭塞所致水肿多为凹陷性，不累及脚

趾；淋巴管阻塞所致水肿为非凹陷性，质地较硬，累及脚趾。

②水肿仅限于双侧下肢：常见于神经性水肿、药源性水肿（钙拮抗剂、雌激素和类固醇等）、肥胖、高血压、妊娠、月经期、更年期、老年人、贫血以及特发性水肿等。如果水肿仅仅局限于双下肢胫骨下缘，常见于甲状腺功能亢进。妊娠所致水肿，左下肢水肿比右下肢水肿出现早，而且明显。

③水肿仅发生于上肢及面部：常见于上腔静脉阻塞综合征。

④水肿发生于眼睑及颜面部：早晨起床时最明显，多见于肾性疾病。

⑤水肿初发生于下肢，而后蔓延至全身：常见于心源性水肿、肝源性水肿、肾源性水肿、重度贫血、重度营养不良和黏液性水肿等。

⑥水肿仅发生于下肢及腰骶部：常见于下腔静脉阻塞综合征、截瘫、长期卧床以及营养不良等。

第二章

DI ER ZHANG

常见心系疾病
临床治疗

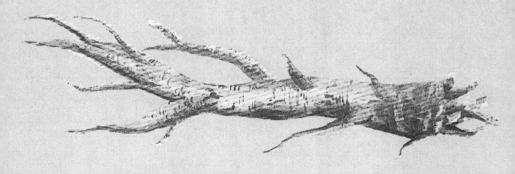

第一节 高血压

在世界范围内，高血压（hypertension）是老年人致死、致残的首要原因，号称"沉默的杀手"。但遗憾的是，近百年来，对高血压的治疗、危险因素尤其是治疗靶点的认识仍然存在着争议，还有很多未解之谜甚至谬论。本篇只介绍目前中国专家的共识。

根据病因的不同分为原发性和继发性高血压，根据血压水平分为高血压1级、2级和3级。

一、原发性高血压

原发性高血压是以体循环动脉压升高为主要临床表现的心血管综合征，发病原因不明者占90%以上，目前尚难根治但能被控制，通常所说的高血压病就是指原发性高血压。高血压是重要的心脑血管疾病的危险因素，可损伤重要脏器，如心、脑、肾的结构和功能，最终导致这些器官功能的衰竭。我国高血压的患病率仍呈升高趋势，且高血压患者的知晓率、治疗率和控制率仍处于较低水平，分别为51.6%、45.8%和16.8%。

（一）诊断评估、分类与分层

1. 诊断评估

①确定高血压诊断、血压水平分级；②判断高血压的原因，区分原发性和继发性高血压；③寻找其他心脑血管危险因素、靶器官损害以及相关临床情况，从而做出高血压病因的鉴别诊断，评估患者的心血管疾病风险程度，并指导治疗。

2. 分类与分层

高血压定义为在未使用降压药物的情况下，收缩压（SBP）≥140 mmHg 和 / 或舒张压（DBP）≥ 90 mmHg。一般测量安静休息坐位时上臂肱动脉部位血压，非同日测量三次血压，收缩压均≥ 140 mmHg 和（或）舒张压均≥ 90 mmHg，可诊断为高血压。根据血压升高水平，我国将高血压分为 1 级、2 级和 3 级（如表 1 所示）。诊断高血压后，根据血压水平、心血管危险因素、靶器官损害、临床并发症和糖尿病进行心血管风险分层，分为低危、中危、高危和很高危（如表 2 和附表 3 所示）。

表 1　高血压的分级

分类	SBP（mmHg）	DBP（mmHg）
正常血压	＜ 120 和	＜ 80
正常高值	120~139	80~89
高血压	≥ 140 和（或）	≥ 90
1 级高血压	140~159 和（或）	90~99
2 级高血压	160~179 和（或）	100~109
3 级高血压	≥ 180 和（或）	≥ 110
单纯收缩期高血压	≥ 140 和	＜ 90

表 2　高血压的危险分层

其他心血管因素和疾病史	血压（mmHg）			
	SBP 130~139 和 / 或 DBP 80~89	SBP 140~159 和 / 或 DBP 90~99	SBP 160~179 和 / 或 DBP 100~109	SBP ≥ 180 和 / 或 DBP ≥ 110
无		低危	中危	高危
1~2 个其他危险因素	低危	中危	中 / 高危	很高危
≥ 3 个其他危险因素；靶器官损害；或 CKD 3 期，无并发症的糖尿病	中 / 高危	高危	高危	很高危
临床并发症；或 CKD 4 期，有并发症的糖尿病	高 / 很高危	很高危	很高危	很高危

（二）临床表现及并发症

高血压大多数起病缓慢，缺乏特殊临床表现，仅在测量血压时或出现心、脑、肾等并发症时才被发现。常见症状有头晕、头痛、疲劳、心悸等，典型的高血压头痛在血压下降后即可消失。

高血压早期体征一般较少，重点检查周围血管搏动、血管杂音、心脏杂音等。心脏听诊可闻主动脉瓣区第二心音亢进和收缩期杂音。某些体征常提示继发性高血压可能，如腰部肿块提示多囊肾或嗜铬细胞瘤；股动脉延迟或缺如，下肢血压明显低于上肢，提示主动脉缩窄；向心性肥胖、满月脸、水牛背、紫纹与多毛，提示皮质醇增多症。

高血压常见并发症包括脑血管病、冠心病和心力衰竭、慢性肾衰竭以及主动脉夹层。

（三）实验室检查

1. 基本项目

生化检查（血钾、空腹血糖、总胆固醇、甘油三酯、高密度脂蛋白胆固醇、低密度脂蛋白胆固醇、肌酐和尿酸）；全血细胞计数、血红蛋白；尿常规（蛋白、糖和尿沉渣镜检）；心电图。

2. 推荐项目

24 小时动态血压监测、超声心动图、颈动脉超声、餐后 2 小时血糖、血同型半胱氨酸、尿蛋白定量、眼底以及胸部 X 线检查等。

3. 选择项目

如怀疑为继发性高血压患者，可做血浆肾素活性、血和尿醛固酮、血游离甲氧基肾上腺素及甲氧基去甲肾上腺素、血和尿儿茶酚胺、肾和肾上腺超声、睡眠呼吸监测等。对有并发症的高血压患者，进行相应的心功能、脑功能和肾功能检查。

（四）鉴别诊断

一旦诊断为高血压，必须鉴别是原发性还是继发性的。

（五）治疗

1. 治疗性生活方式干预

适用于所有高血压患者，应该连续贯穿高血压治疗全过程，必要时联合药物治疗。具体干预措施包括：①减少钠盐摄入，每人每日食盐摄入量逐步降至＜6g；②增加钾摄入；③控制体重，使身体质量指数（Body Mass Index，BMI）＜24kg/m²；腰围：男性＜90cm，女性＜85cm；④减少脂肪摄入；⑤戒烟酒；⑥增加运动；⑦减轻精神压力，保持心理平衡；⑧必要时补充叶酸制剂等。

2. 降压药物治疗

（1）启动降压药物治疗的时间

降压药物治疗启动的时机取决于心血管风险评估水平，在改善生活方式的基础上，血压仍超过140/90 mmHg和/或目标水平的患者应给予药物治疗。高危和很高危的患者应及时启动降压药物治疗，并对并存的危险因素和合并的临床疾病进行综合治疗；中危患者可观察数周，评估靶器官损害情况，改善生活方式，如血压仍不达标，则应开始药物治疗；低危患者，则可对患者进行1~3个月的观察，密切随诊，尽可能进行诊室外血压监测，评估靶器官损害情况，改善生活方式，如血压仍不达标可开始降压药物治疗。初诊高血压的诊疗流程见附图1。

（2）降压药物的应用原则

降压药应用的基本原则：①小剂量；②优先选择长效制剂，有效控制24小时血压，更有效预防心脑血管并发症发生；③联合用药；④个体化。

（3）常用降压药物

常用降压药物包括钙通道阻滞剂（CCB）、血管紧张素转化酶抑制剂（ACEI）、血管紧张素II受体拮抗剂（ARB）、利尿剂、β受体阻滞剂、α受体阻滞剂以及由上述药物组成的固定配比复方制剂。选择单药或联合降压治疗流程如下图所示。

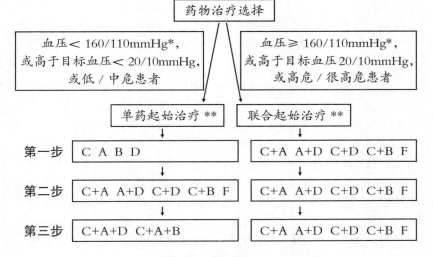

图 1 选择单药或联合降压治疗流程图

注：A：ACEI 或 ARB；B：β 受体阻滞剂；C：二氢吡啶类 CCB；D：噻嗪类利尿剂；F：固定复方制剂；* 对血压 ≥ 140/90 mmHg 的高血压患者，也可在起始阶段应用小剂量联合治疗；** 包括剂量递增到足剂量。

①钙通道阻滞剂（CCB）：通过阻断血管平滑肌细胞上的钙离子通道发挥扩张血管降低血压的作用，包括二氢吡啶类和非二氢吡啶类，前者以硝苯地平（缓释、控释剂型）为代表，后者有维拉帕米和地尔硫卓。二氢吡啶类 CCB 可与其他 4 类药联合应用，尤其适用于老年高血压，单纯收缩期高血压，伴稳定性心绞痛、冠状动脉或颈动脉粥样硬化及周围血管病患者。二氢吡啶类 CCB 没有绝对禁忌证，但心动过速与心力衰竭患者应慎用。急性冠状动脉综合征患者一般不推荐使用短效硝苯地平。非二氢吡啶类 CCB 常见不良反应，包括抑制心脏收缩和传导功能，二度至三度房室阻滞，心力衰竭患者禁忌使用。

②血管紧张素转换酶抑制剂（ACEI）：通过抑制血管紧张素转换酶，阻断血管紧张素 II 的生成，抑制激肽酶的降解而发挥降压作用。限制钠盐摄入或联合利尿剂可起效迅速，且作用增强，尤其适用于伴慢性心力衰竭、心肌梗死后心功能不全、心房颤动、糖尿病肾病、

非糖尿病肾病、代谢综合征、蛋白尿或微量白蛋白尿患者。最常见不良反应为干咳和血管神经性水肿。长期应用有可能导致血钾升高，应定期监测血钾和血肌酐水平。高钾血症、妊娠妇女和双侧肾动脉狭窄患者禁用。

③血管紧张素Ⅱ受体拮抗剂（ARB）：作用机制是阻断血管紧张素Ⅱ受体亚型 AT_1，从而发挥降压作用。适应证和禁忌证同ACEI，特点是咳嗽发生率低，不能耐受 ACEI 者可改用 ARB。

④利尿剂：主要通过利钠排尿，降低容量负荷而发挥降压作用。有噻嗪类、袢利尿剂和保钾利尿剂三类，噻嗪类使用最多，常用的有氢氯噻嗪。此类药物尤其适用于老年高血压、单纯收缩期高血压或伴心力衰竭患者，可增强其他降压药的疗效，也是难治性高血压的基础药物之一。主要不良反应是低血钾，影响血脂、血糖、血尿酸代谢，长期应用者应定期监测血钾，并适量补钾，痛风者禁用。高尿酸血症以及明显肾功能不全者慎用，后者如需使用利尿剂，应使用袢利尿剂，如呋塞米、托拉塞米等。保钾利尿剂如阿米洛利、醛固酮受体拮抗剂如螺内酯等，也可用于控制难治性高血压。在利钠排尿的同时不增加钾的排出，与其他具有保钾作用的降压药如ACEI 或 ARB 合用时，需注意发生高钾血症的危险。

⑤ β 受体阻滞剂：主要通过抑制过度激活的交感神经活性，抑制心肌收缩力，减慢心率，发挥降压作用。高选择性 β1 受体阻滞剂因不阻断 β2 受体而产生的不良反应较少，既可降低血压，也可保护靶器官，降低心血管事件风险，尤其适用于伴快速性心律失常的中青年患者和冠心病、慢性心力衰竭、交感神经活性增高以及高动力状态的高血压患者。常见的不良反应有疲乏、肢体冷感、激动不安、胃肠不适等，还可能影响糖脂代谢。二度房室传导阻滞、哮喘患者禁用。慢性阻塞性肺病、运动员、周围血管病或糖耐量异常者慎用。糖脂代谢异常时一般不首选 β 受体阻滞剂，长期应用者突然停药可发生反跳现象。

⑥ α 受体阻滞剂：适用于高血压伴前列腺增生、合并糖脂代谢异常、慢性肾脏病合并高血压、难治性高血压、高血压急症等。开始给药应在入睡前，以预防体位性低血压发生，使用中注意测量

坐、立位血压，最好使用控释制剂。体位性低血压者禁用。心力衰竭者慎用。

⑦单片复方制剂：由不同作用机制的两种或两种以上的降压药组成，其优点是使用方便，可改善治疗的依从性及疗效，是联合治疗的新趋势。应用时注意其相应组成成分的禁忌证或可能的不良反应。目前我国上市的新型单片复方制剂主要包括：ACEI＋噻嗪类利尿剂、ARB＋噻嗪类利尿剂、二氢吡啶类CCB＋ARB、二氢吡啶类CCB＋ACEI、二氢吡啶类CCB＋β受体阻滞剂、噻嗪类利尿剂＋保钾利尿剂等。

3. 血压控制目标值：一般应降至＜140/90 mmHg；糖尿病、慢性肾脏病、心力衰竭或病情稳定的冠心病合并高血压患者，血压控制目标值＜130/80 mmHg。对于老年收缩期高血压患者，收缩压控制在150 mmHg以下，如能耐受可降至140 mmHg以下。

4. 多重心血管危险因素协同控制：降压治疗方案除了必须有效控制血压，还应兼顾对糖代谢、脂代谢、尿酸代谢等多重危险因素的控制。

5. 特殊类型高血压处理

（1）老年高血压：特点是收缩压增高、舒张压下降，脉压增大；血压波动性大，容易出现体位性低血压及餐后低血压；血压昼夜节律异常。血压应降至150/90 mmHg以下，如能耐受可降至140/90 mmHg以下。对于80岁以上高龄老年人，降压目标值为150/90 mmHg以下。降压治疗强调收缩压达标，同时避免过度降低血压。

（2）难治性高血压或顽固性高血压：在改善生活方式的基础上，应用可耐受的足够剂量且合理的3种降压药（包括一种噻嗪类利尿剂）至少治疗4周后，血压仍在目标水平之上，或至少需要4种药物才能使血压达标。

①常见原因：治疗依从性差（未坚持服药）；药物使用不当（药物选择不合理、药物剂量不足）；拮抗降压的药物，如口服避孕药、环孢素、糖皮质激素、非甾体抗炎药、抗抑郁药、促红细胞生成素、某些中药（甘草、麻黄）等；其他影响因素，包括不良生活方式、肥胖等；某些并存疾病，如糖尿病、血脂异常、慢性疼痛、长期失眠、

焦虑等；排除上述因素后应警惕继发性高血压的可能，启动继发性高血压筛查。

②处理原则：尽量消除影响因素，主要有肥胖、代谢紊乱以及钠盐摄入过多等不良生活习惯；调整降压联合方案，推荐选择常规剂量的 ACEI/ARB+CCB+ 噻嗪类利尿剂，也可根据患者特定及耐受情况考虑增加各药物剂量，应达到全剂量；效果不理想者可依据患者特点加用第四种降压药；手术干预：去肾交感神经术（RDN）是目前新兴的技术，安全性和有效性不明确，临床应用前景尚不清楚。

6. 高血压急症和亚急症

高血压急症是指原发性或继发性高血压患者在某些因素作用下，血压突然和显著升高（一般超过 180/120 mmHg），同时伴有进行性心、脑、肾等重要靶器官功能不全的表现。包括高血压脑病、高血压伴颅内出血、脑梗死、心力衰竭、急性冠脉综合征、主动脉夹层、嗜铬细胞瘤危象、使用毒品、围手术期高血压、子痫前期或子痫等。须注意，一部分高血压急症并不伴有特别高的血压值，如并发急性肺水肿、主动脉夹层、心肌梗死等，血压仅为中度升高，但对靶器官影响重大，也应属于高血压急症。

（1）高血压急症的治疗原则：初始阶段（1 小时内）血压控制的目标为平均动脉压的降低幅度不超过治疗前水平的 25%，在随后的 2 ～ 6 小时内将血压降至较安全水平，一般为 160/100 mmHg。注意事项：高血压急症的血压控制是在保证重要脏器灌注的基础上迅速降压。已经存在靶器官损害的患者过快或过度降压容易导致其组织灌注压降低，诱发缺血事件。

（2）降压药选择：用药原则为起效迅速，持续时间短。

临床常用的药物有：①硝普钠：同时直接扩张静脉和动脉，降低前、后负荷。开始以 10 μg/min 静脉滴注，逐渐增加剂量以达到降压作用，一般临床常用最大剂量为 200 μg/min，使用过程须密切监测血压，根据血压水平调节滴注速率，可用于各种高血压急症。通常剂量下不良反应有恶心、呕吐、肌肉颤动，长期或大剂量使用注意可能发生硫氰酸中毒。

②硝酸甘油：扩张静脉和选择性扩张冠状动脉及大动脉，降

压作用不及硝普钠。开始以 5~10 μg/min 速率静脉滴注，可用至 100~200 μg/min，主要用于高血压急症伴急性心力衰竭或急性冠状动脉综合征。不良反应有心动过速、面部潮红、头痛和呕吐等。

③尼卡地平：二氢吡啶类 CCB，降压的同时改善脑血流量。开始从 0.5 μg/（kg·min）静脉滴注，逐步增加剂量到 10 μg/（kg·min），主要用于高血压急症合并急性脑血管病。不良反应有心动过速、面部潮红等。

④拉贝洛尔：兼有 α 受体拮抗的 β 受体阻滞剂，开始缓慢静脉注射 20~100 mg，以 0.5~2 mg/min 速率滴注，总剂量不超过 300 mg，主要用于高血压急症合并妊娠或肾功能不全患者。不良反应有头晕、直立性低血压、心脏传导阻滞等。

⑤乌拉地尔：以 α 受体阻断作用为主，起效较迅速，有一定的蓄积效果。开始缓慢静脉注射 10~15 mg，监测血压变化，降压效果应在 5 分钟内出现。推荐初始速度为 2 mg/min，维持速度为 9 mg/h。血压下降程度由前 15 分钟内输入的药物剂量决定，然后用低剂量维持。不良反应有低血压、头晕、恶心、疲倦等。

二、继发性高血压

新诊断高血压患者应该进行常见的继发性高血压筛查，难治性高血压应考虑继发性高血压的可能，必要时建议到相关专科就诊。

常见继发性高血压诊断与治疗如下表所示：

表3 常见继发性高血压诊断和治疗要点

病名	诊断和治疗
肾实质性高血压	最常见的继发性高血压，在发现血压升高时已有蛋白尿、血尿和贫血、肾小球滤过功能减退、肌酐清除率下降。治疗必须严格限制钠盐摄入，每天＜3 g；联合使用降压药物（一般包括 ACEI/ARB），BP 控制在 130/80 mmHg 以下；
肾血管性高血压	凡进展迅速或突然加重的高血压，均应怀疑本症。体检时在上腹部或背部肋脊角处可闻及血管杂音。肾动脉造影可明确诊断出狭窄部位。根据病情和条件选择经皮肾动脉成形术和药物治疗。

病名	诊断和治疗
原发性醛固酮增多症	以长期高血压伴低血钾为特征，可有肌无力、周期性瘫痪、烦渴、多尿等症状。血浆醛固酮／血浆肾素活性比值增大有较高的诊断敏感性和特异性。超声、放射性核素、CT、MRI可确立病变性质和部位。若本症是肾上腺皮质瘤或癌肿所致，可手术切除；若是肾上腺皮质增生，仍需选择醛固酮拮抗剂螺内酯和长效钙通道阻滞剂。
嗜铬细胞瘤	典型的发作表现为阵发性血压升高伴心动过速、头痛、出汗和面色苍白。血或尿儿茶酚胺或其代谢产物3-甲氧基-4-羟基苦杏仁酸增高，超声、放射性核素、CT或MRI可做定位诊断。大多为良性，约10%为恶性，手术切除效果好。
皮质醇增多症	伴有向心性肥胖、满月脸、水牛背、皮肤紫纹、毛发增多以及血糖增高等。24小时尿中17-羟和17-酮类固醇增多、地塞米松抑制试验和肾上腺皮质激素兴奋试验有助于诊断。治疗主要采用手术、放射和药物方法根治病变本身。
主动脉缩窄	上臂血压增高，而下肢血压不高或降低。在肩胛间区、胸骨旁、腋部有侧支循环的动脉搏动和杂音，腹部听诊有血管杂音。主动脉造影可确定诊断，治疗主要采用介入扩张支架植入或血管手术方法。

三、高血压的中医治疗

　　高血压患者常表现为头晕，属于传统医学的"眩晕"范畴。眩晕最早见于《内经》，称为"眩冒"。《灵枢·海论》云："髓海不足，则脑转耳鸣，胫酸眩冒。"《灵枢·卫气》曰："上虚则眩。"《内经》认为眩晕与髓海不足、虚证等多种因素相关。《金匮要略·痰饮咳嗽病脉证并治》指出，"心下有支饮，其人苦冒眩，泽泻汤主之"，认为痰饮是眩晕重要的致病因素之一。此外，《医学正传·眩运》记载，"眩运者，中风之渐也"，认识到眩晕与中风之间有一定内在联系。

（一）病因病机

　　眩晕的病因主要有情志不遂、饮食不节、体虚年高等，病性有虚实两端，虚者为髓海不足，或气血亏虚，清窍失养；实者为风、火、痰、瘀扰乱清空。病位在头窍，其病变脏腑与肝、脾、肾三脏相关。风、火、痰、瘀是眩晕的常见病理因素，其治疗原则是补虚泻实，调整阴阳。

（二）诊断要点

1. 头晕目眩，视物旋转，轻者闭目即止，重者如坐车船，甚则扑倒。

2. 严重者可伴有头痛、项强、恶心呕吐、眼球震颤、耳鸣耳聋、汗出、面色苍白等表现。

3. 多有情志不遂、年高体虚、饮食不节、跌扑损伤等病史。

（三）鉴别诊断

一部分高血压患者常表现为头痛，这类病症则属于中医"头痛"范畴。头痛与眩晕可单独出现，也可同时出现，二者对比，头痛之病因有外感与内伤两方面，眩晕则以内伤为主。临床表现中，头痛以疼痛为主，实证较多；而眩晕则以昏眩为主，虚证较多。

（四）证治分类

1. 肝阳上亢证

眩晕，头目胀痛，口苦，遇烦劳郁怒加重，急躁易怒。舌红苔黄，脉弦或数。

治法：平肝潜阳，清火熄风。

方药：天麻钩藤饮加减。天麻、石决明、钩藤平肝熄风；牛膝、杜仲、桑寄生补益肝肾；黄芩、栀子、菊花清肝泻火；白芍柔肝滋阴。如肝火上炎，口苦目赤，烦躁易怒者，酌加丹皮、夏枯草；若眩晕剧烈，兼见手足麻木或震颤者，加羚羊角、石决明、生龙骨、生牡蛎等镇肝熄风，清热止痉。

2. 气血亏虚证

眩晕动则加剧，劳累即发，神疲乏力，唇甲不华，心悸少寐。舌淡苔薄白，脉细弱。

治法：补益气血，调养心脾。

方药：归脾汤加减。党参、白术、黄芪益气健脾；当归、熟地、龙眼肉、大枣补血生血养心；茯苓、炒扁豆补中健脾；远志、枣仁养血安神。若自汗时出，易于感冒，当重用黄芪，加防风、浮小麦益气固表敛汗；兼见心悸怔忡，少寐健忘者，可加柏子仁、合欢皮、夜交藤养心安神。

3. 肾精不足证

眩晕日久不愈，腰酸膝软，少寐多梦，健忘，耳鸣齿摇。舌红少苔，脉细数。

治法：滋养肝肾，益精填髓。

方药：左归丸加减。熟地、山萸肉、山药滋阴补肾；龟板、鹿角胶滋肾助阳，益精填髓；枸杞子、菟丝子补益肝肾；牛膝强肾益精。若阴虚火旺，五心烦热，潮热颧红，可加鳖甲、知母、黄柏、丹皮、地骨皮等；若肾失封藏固摄，遗精滑泄者，可加芡实、莲须、桑螵蛸等。

4. 痰湿中阻证

眩晕，头重昏蒙，或伴视物旋转，胸闷恶心，呕吐痰涎。舌苔白腻，脉濡滑。

治法：化痰祛湿，健脾和胃。

方药：半夏白术天麻汤加减。半夏、陈皮健脾燥湿化痰；白术、薏苡仁、茯苓健脾化湿；天麻化痰熄风，止头眩。若眩晕较重，呕吐频作，视物旋转，可加竹茹、生姜、旋覆花镇逆止呕；若脘闷纳呆，加砂仁、白蔻仁等芳香和胃。

5. 瘀血阻窍证

眩晕，头痛，健忘，失眠，耳鸣耳聋，面唇紫暗。舌暗有瘀斑，脉涩。

治法：去瘀生新，活血通窍。

方药：通窍活血汤加减。川芎、赤芍、桃仁、红花活血化瘀，通窍止痛；白芷、菖蒲、老葱通窍理气，温经止痛；当归养血活血；地龙、全蝎善入经络，镇痉祛风。若兼胃寒肢冷，感寒而重，可加附子、桂枝温经散寒。

第二节　冠心病

一、急性冠状动脉综合征

急性冠状动脉综合征（acute coronary syndromes，ACS）是指冠状动脉内不稳定的粥样硬化斑块破裂或糜烂继发新鲜血栓形成所导致的心脏急性缺血综合征，涵盖 ST 段抬高型心肌梗死（ST elevation myocardial infarction，STEMI）、非 ST 段抬高型心肌梗死（non-ST elevation myocardial infarction，NSTEMI）和不稳定型心绞痛（unstable angina，UA），其中 NSTEMI 与 UA 合称非 ST 段抬高型急性冠脉综合征（NSTE-ACS）。目前我国 ACS 的发病率逐年增加，而且年轻病人的比例也在逐年增加。为了降低 ACS 的死亡率，改善其预后，国内外的相关指南不断更新，在此只介绍国内最新的指南要点。

（一）ACS 的诊治流程

ACS 患者的诊治需要多学科包括急诊科（含院前 120/999 诊治）、心血管内科、心血管外科、检验科和影像科的通力合作和无缝衔接。

1.ACS 的诊断

初始诊断：胸痛患者及（或）目击者呼叫 120/999，或胸痛患者自行就诊于急诊科，接诊医师应快速询问病史，进行体格检查，评估生命体征，并在首次医疗接触（first medical contact，FMC）后，尽可能在 10 分钟内完成标准 12 导联或 18 导联心电图（ECG）、心肌损伤标记物检测，以作出初始诊断。心电图应动态记录，有条件者行多功能心电监护；检测肌钙蛋白（cardiac troponin，cTn）或高敏肌钙蛋白（high sensitive cardiac troponin，hs-cTn）作为诊断急性心肌梗死（acute myocardial infarction，AMI）的生物标记物。同时检测 BNP 或 NT-proBNP、D- 二聚体及凝血、肾功能等，有助于临床诊断和评价病情；超声心动图可评估心脏结构、室壁运动情况以及收缩功能，同时具有确诊及鉴别诊断的意义。

若患者出现心脏骤停或心源性休克、急性心力衰竭等血流动力学不稳定的危急情况，应立即行心肺复苏或相应的血流动力学支持。

（1）临床表现：典型的胸痛或胸闷不适是 ACS 患者最常见的临床表现，多伴有出汗，有些患者休息后症状会有所缓解，但大多数为症状持续不缓解。值得注意的是，部分患者尤其老年、女性和糖尿病患者等症状可不典型，还有以急性左心衰为初始症状的，需要注意鉴别。

（2）心电图（ECG）：ECG 对 STEMI 的诊断有特殊价值。STEMI 的心电图表现为：①至少两个相邻导联 J 点后新出现 ST 段弓背向上抬高（＜ 40 岁，男性 V2~V3 导联 ≥ 0.25 mV；≥ 40 岁，男性 ≥ 0.2 mV 或女性 ≥ 0.15 mV），其他相邻胸导或肢体导联 ≥ 0.1 mV，伴或不伴病理性 Q 波、R 波减低；②新出现的完全左束支阻滞；③超急性期 T 波改变。当原有左束支阻滞患者发生心肌梗死时，心电图诊断困难，需结合临床情况仔细判断。单次 ECG 对 NSTE-ACS 诊断价值有限，应连续、动态记录 ECG 变化。

（3）心肌肌钙蛋白：心肌肌钙蛋白 I/T（cTnI/T）是诊断 AMI 特异性最高的生物学标志物。而目前的 hs-cTn 敏感性更高，故有条件者首选 hs-cTn 检测。如果结果未见增高，应间隔 1 ~ 3 小时再次采血检测，并与首次结果比较，若增高超过 20%，应考虑急性心肌损伤的诊断。若初始两次的检测结果仍不能明确诊断而临床提示有 ACS 可能，则在 3 ~ 6 小时后重复检查。有条件者可行床旁快速检测。若不能检测 cTnI/T，可用肌酸激酶同工酶 -MB（CK-MB）来替代，CK-MB 还可评价溶栓治疗效果以及在 AMI 早期 cTn/hs-cTn 水平增高阶段评价有无再梗死或梗死病灶扩大。

（4）ACS 的具体诊断标准：① STEMI：cTn ＞ 99th 正常参考值上限（ULN）或 CK-MB ＞ 99th ULN，心电图表现为 ST 段弓背向上抬高，伴有下列情况之一或以上者：持续缺血性胸痛、超声心动图显示节段性室壁运动异常、冠状动脉造影异常。② NSTEMI：cTn ＞ 99th ULN 或 CK-MB ＞ 99th ULN，并同时伴有下列情况之一或以上者：持续缺血性胸痛；心电图表现为新发的 ST 段压低或 T 波低平、倒置；超声心动图显示节段性室壁运动异常；冠状动脉造影异常。

③ UA：cTn 阴性、缺血性胸痛，心电图表现为一过性 ST 段压低或 T 波低平、倒置，少见 ST 段抬高。

（5）系统评价患者病情与鉴别相关急重症

在初始诊断基础上，常规检查心脏功能标记物，如利钠肽（BNP 或 NT-proBNP）、D-二聚体、凝血功能、血糖、血脂、电解质与肝肾功能以及动脉血气分析和血乳酸等，可帮助全面评价病情和不良风险。影像学检查对于疑似 ACS 的患者有一定诊断意义。注意鉴别主动脉夹层、急性肺栓塞、急性心脏压塞、张力性气胸以及食管破裂等急重症。

2. ACS 患者的风险评估

ACS 患者的风险评估是一个连续的过程，需根据临床情况动态考量。STEMI 和 NSTE-ACS 的评估方法亦不同，简述如下：

（1）STEMI：高龄、女性、Killip Ⅱ ~ Ⅳ级、既往心肌梗死史、心房颤动、前壁心肌梗死、肺部啰音、收缩压 < 100 mmHg、心率 > 100 次 / 分、糖尿病、血肌酐增高、BNP 或 NT-proBNP 明显升高等是 STEMI 患者死亡风险增加的独立危险因素。溶栓治疗失败、伴有右心室梗死和血流动力学异常的下壁 STEMI 患者病死率增高。合并机械性并发症的 STEMI 患者死亡风险增大。冠状动脉造影可为 STEMI 危险分层提供重要信息。

（2）NSTE-ACS：可使用确定的风险评分体系进行病情和预后评估。①缺血风险：全球急性冠状动脉事件注册 (global registry of acute coronary events，GRACE) 评分对 NSTE-ACS 患者提供了较为准确的风险评估（见附表 4 和 5），其积分参数包括年龄、收缩压、脉搏、血肌酐、就诊时的 Killip 分级、入院时心脏骤停、心肌坏死标志物升高和 ST 段改变。在 GRACE 评分基础上，GRACE 2.0 风险计算可直接评估刚住院、6 个月、1 年和 3 年的病死率，同时还能提供 1 年死亡或心肌梗死的联合风险。TIMI（the thrombolysis in myocardial infarction）危险积分包括 7 项指标：年龄 ≥ 65 岁、≥ 3 个冠心病危险因素（高血压、糖尿病、冠心病家族史、高脂血症、吸烟）、已知冠心病（冠状动脉狭窄 ≥ 50%）、过去 7 天内服用阿司匹林、严重心绞痛（24 小时内发作 ≥ 2 次）、ST 段偏移 ≥ 0.5

mm 和心肌损伤标志物增高，每项 1 分。TIMI 评分使用简单，但其识别精度不如 GRACE 评分和 GRACE 2.0 风险计算。②出血风险：对于接受冠状动脉造影的 ACS 患者，CRUSADE 评分对严重出血具有合理的预测价值。CRUSADE 评分考虑基线患者特征（女性、糖尿病史、周围血管疾病史或卒中）、入院时的临床参数（心率、收缩压、心力衰竭体征）和入院时实验室检查，用以评估患者住院期间发生出血事件的可能性。

3．ACS 的治疗

除 ACS 的快速诊断可前移至院前急救体系外，其治疗也可从院前开始，并与院内急诊处理保持连续性。

（1）常规治疗：多功能心电监护、吸氧（有低氧血症时）、开放静脉通道、必要的镇痛（如使用吗啡）等。

（2）基本治疗：包括抗血小板、抗凝、抗缺血治疗等。

①抗血小板药物：所有无阿司匹林禁忌证的患者均立即服用阿司匹林（负荷量 300 mg，维持量 75 ~ 100 mg/d）；在阿司匹林基础上，联合应用一种 P2Y12 受体拮抗剂至少 12 个月，除非有极高出血风险等禁忌证；P2Y12 受体拮抗剂首选替格瑞洛（负荷量 180 mg，90 mg/ 次，2 次 / 天）；既往服用氯吡格雷的患者，在入院早期可换用替格瑞洛（剂量同上），如存在替格瑞洛禁忌证，应用氯吡格雷（负荷量 300 ~ 600 mg，75 mg/ 次，1 次 / 天）。接受溶栓治疗的患者，应尽早在阿司匹林的基础上联用替格瑞洛或氯吡格雷（年龄 > 75 岁者，建议应用氯吡格雷，不用负荷量，75 mg/ 次，1 次 / 天）。有消化道出血高风险的患者，可在双联抗血小板治疗的基础上加用质子泵抑制剂。在有效的双联抗血小板及抗凝治疗的情况下，冠状动脉造影前不常规应用 GP Ⅱ b/ Ⅲ a 受体拮抗剂（欣维宁）。

②抗凝药物：包括普通肝素、低分子量肝素、磺达肝癸钠、比伐卢定等。确诊为 ACS 时，应尽快启动肠道外抗凝治疗，并与抗血小板治疗联合进行，务必评估并观察出血风险。静脉溶栓治疗的患者，应接受普通肝素或低分子肝素抗凝治疗至少 48 小时（最多 8 天或至血运重建）；出血风险高的患者建议选用磺达肝癸钠。

③肾功能不全的 ACS 患者的抗血小板与抗凝治疗：ACS 患者中

大约有 30% 合并肾功能不全，这部分患者的预后更差，院内并发症发生率也更高，抗血小板药物和抗凝药物的类型和剂量应基于肾功能的评估进行相应调整。

④血小板减少患者的抗栓治疗：ACS 患者接受抗栓治疗时，若出现血小板减少 $< 100 \times 10^9 / L$（或者较血小板计数基础值下降 $> 50\%$），应暂停普通肝素、低分子量肝素或其他肝素类药物，并复查血小板计数和凝血功能。如治疗前有明确的血小板减少至 $30 \times 10^9 / L \sim 40 \times 10^9 / L$，抗栓治疗要慎重，选择对血小板减少影响最小的药物，并在治疗过程中密切监测血小板计数和出血倾向。

⑤抗缺血和其他治疗：如无 β 受体阻滞剂禁忌证的患者，在发病后 24 小时内常规口服 β 受体阻滞剂，并长期服用；对于疑似或确诊血管痉挛性心绞痛患者，使用钙拮抗剂和硝酸酯类药物，避免使用 β 受体阻滞剂。舌下含服硝酸酯类药物用于缓解心绞痛，若患者有反复缺血性胸痛，或难以控制的高血压，或心力衰竭，建议静脉应用硝酸酯类药物。患者收缩压 $< 90 \text{ mmHg}$ 或较基础血压降低 $> 30\%$、拟诊右心室梗死的 STEMI 患者，不使用硝酸酯类药物。心力衰竭、左室收缩障碍、糖尿病或前壁梗死的 STEMI 患者，如无禁忌证，在发病 24 小时内应开始 ACEI 治疗。所有左室射血分数（LVEF）$< 40\%$ 的 NSTE-ACS 患者，以及高血压病、糖尿病或稳定的慢性肾脏病患者，如无禁忌证，应开始并长期持续使用 ACEI。不能耐受 ACEI 者用 ARB 替代。无他汀类药物禁忌证的患者入院后尽早开始他汀类药物治疗并长期维持。STEMI 患者不应使用短效二氢吡啶类钙拮抗剂。

（3）急诊再灌注治疗：STEMI 患者的早期再灌注治疗至关重要，"时间就是心肌"。主要包括经皮冠状动脉介入治疗（percutaneous coronary intervention，PCI）和经静脉溶栓治疗。少数患者需要紧急冠状动脉旁路移植术（coronary artery bypass grafting，CABG）。

①溶栓治疗：溶栓治疗快速、简便，在不具备 PCI 条件的医院或因各种原因使 FMC 至 PCI 时间明显延迟时，对有适应证的 STEMI 患者，静脉内溶栓仍是好的选择。适应证为 STEMI 发病 12 小时以内，预期 FMC 至 PCI 时间延迟大于 120 分钟，且无禁忌证者。发病 3 小

时内的患者，溶栓治疗的即刻疗效与直接 PCI 相似，有条件时可在救护车上开始溶栓治疗；发病 3 ～ 12 小时行溶栓治疗，其疗效不及直接 PCI，但仍能获益；发病 12 ～ 24 小时仍有持续或反复缺血性胸痛和持续 ST 段抬高，溶栓治疗仍然有效。拟行直接 PCI 者，PCI 前不行溶栓治疗。STEMI 发病超过 12 小时，症状已缓解或消失的患者不行溶栓治疗。NSTE-ACS 患者不行溶栓治疗。

溶栓的禁忌证包括：既往颅内出血史或未知部位的脑卒中史，近 6 个月内有缺血性脑卒中发作，口服抗凝药治疗中，中枢神经系统损伤，神经系统肿瘤或动静脉畸形，妊娠或产后 1 周，近 2 个月出现过重大创伤，外科手术或头部损伤，难治性高血压（收缩压＞180 mmHg 和 / 或舒张压＞110 mmHg），近 1 个月内有胃肠道出血，晚期肝脏疾病，已知原因的出血性疾病（月经除外），感染性心内膜炎，明确或高度怀疑主动脉夹层，活动性消化性溃疡，24 小时内接受过不可压迫的穿刺术（如肝活检、腰椎穿刺术），长时间或有创性心肺复苏。

临床常用溶栓药物包括特异性纤溶酶原激活剂（阿替普酶、瑞替普酶、替奈普酶、重组人尿激酶原）和非特异性纤溶酶原激活剂（尿激酶等）两大类，前者的溶栓再通率高，后者再通率较低，出血风险高，现已渐少用。阿替普酶（rtPA）采取 90 分钟给药法，先静脉推注 15 mg，继而 30 分钟内静脉滴注 0.75 mg/kg（最大剂量不超过 50 mg），其后 60 分钟内再给予 0.5 mg/kg（最大剂量不超过 35 mg）静脉滴注。其他药目前应用较少，就不一一介绍了。特异性纤溶酶原激活剂（阿替普酶、瑞替普酶、替奈普酶、重组人尿激酶原）溶栓前先给普通肝素 60 U/kg（最大量 4000U）静脉注射，溶栓结束后以 12 U/（kg·h）的速度静脉滴注，维持至少 48 小时，监测 APTT，控制在对照值的 1.5 ～ 2.0 倍，其后可改为低分子肝素皮下注射，1 次 /12 小时，连用 3 ～ 5 天。溶栓治疗成功（血管再通）的临床评估（间接判定指标）包括 60 ～ 90 分钟内 ECG 抬高的 ST 段至少回落 50%、CK-MB 峰值提前至发病 12 ～ 14 小时内、2 小时内胸痛症状明显缓解、2 ～ 3 小时内出现再灌注心律失常，如加速性室性自主心律、房室传导阻滞、束支传导阻滞突然改善或消失，或下壁心肌梗死患者出现一过性窦性心动过缓、窦房传导阻滞，伴或不伴有低血压。具备上述 4 项中的 2 项或 2 项以上者，考虑再通。溶栓治疗的主要并发症是出血，尤其应警惕颅内出血（0.9% ~ 1.0%）及消化道出血。

为保证溶栓治疗的疗效以及进一步评价病变血管情况，所有经静脉溶栓的患者溶栓后应尽早送至 PCI 中心，即使溶栓成功也应在溶栓治疗 2 小时后、24 小时内行冠状动脉造影，并对梗死相关血管进行血运重建。

②直接 PCI 治疗：STEMI 患者行急诊直接 PCI 的适应证为：发病 12 小时内（包括正后壁心肌梗死）；伴严重急性心力衰竭或心源性休克时（不受发病时间限制）；发病 12 ~ 24 小时内存在持续性心肌缺血、心力衰竭或致命性心律失常的症状或体征；因就诊延迟（发病后 12 ~ 48 小时）并具有临床和 / 或心电图缺血证据的患者。

NSTE-ACS 患者应尽快进行准确的危险分层，早期识别高危患者。对于极高危或高危患者，应采取积极的早期介入策略。极高危缺血患者包括心源性休克或血流动力学不稳定；危及生命的心律失常或心脏骤停；心肌梗死机械性并发症；急性心力衰竭伴难治性心绞痛和 ST 段改变；再发 ST-T 动态演变，尤其是伴有间歇性 ST 段抬高。这些患者建议立即行直接 PCI（< 2 h）。高危缺血患者包括 cTn 动态改变、ST 段或 T 波动态演变（有或无症状）、GRACE 评分 > 140 分，建议早期 PCI（< 24 h）。中危缺血患者包括糖尿病、肾功能不全（eGFR < 60 mL/min·1.73 m^2）、左心室功能下降（LVEF < 40%）或充血性心力衰竭、早期心肌梗死后心绞痛、近期行 PCI 治疗、既往行 CABG 治疗、109 分 < GRACE 评分 < 140 分、无创检查时反复出现缺血症状，建议 PCI（< 72 h）。对无症状的低危患者，建议先行无创性检查，如负荷试验、心脏超声等，寻找缺血证据，再决定是否采用 PCI 策略。

③急诊 CABG：紧急 CABG 也是再灌注治疗的一种手段，仅在很少患者中考虑实施。适应证为溶栓治疗或 PCI 后仍有持续的或反复的缺血、冠状动脉造影显示血管解剖特点不适合行 PCI、心肌梗死机械并发症如室间隔穿孔或乳头肌断裂等。

（4）ACS合并心力衰竭或心源性休克的治疗

对于ACS合并心力衰竭患者，除上述治疗方法外，尽早使用辅助通气治疗以改善缺氧，并尽早行超声心动图检查，必要时行有创血流动力学监测以评价左心功能的变化以及指导治疗。有肺淤血或肺水肿表现的患者（Killip Ⅱ～Ⅲ级）应采用静脉袢利尿剂（如呋塞米、布美他尼和托拉塞米）作为一线药物。若血压＞90 mmHg可应用血管扩张剂，首选硝酸酯类（硝酸甘油与硝酸异山梨酯），主要扩张静脉容量血管，降低心脏前负荷，较大剂量时可同时降低心脏后负荷，在不减少每搏输出量和不增加心肌耗氧的情况下减轻肺淤血。

心源性休克（Killip Ⅳ级）可为STEMI的首发表现，也可发生在急性期的任何时段，6%～10%的STEMI患者合并心源性休克，且住院期间死亡率高达50%左右。此类患者宜尽早行血运重建（PCI）。对于上述有心输出量严重降低导致组织器官低灌注的患者宜静脉使用正性肌力药物，有助于稳定患者的血流动力学。存在持续组织低灌注，需要使用血管收缩药物维持收缩压者，首选去甲肾上腺素，最好监测动脉内血压。对于严重或难治性心源性休克且无禁忌证的患者，可考虑使用短期机械循环支持，包括主动脉内球囊反搏术（intra-aortic balloon counterpulsation，IABP）、体外膜肺氧合（extracorporeal membrane oxygenation，ECMO）等。

二、冠心病二级预防方案（ABCDE）

冠心病二级预防是指针对已有冠心病的患者，预防再发心肌缺血、恶性心律失常、心力衰竭甚至猝死等，主要内容包括药物治疗、非药物干预和控制心血管疾病危险因素，涵盖五个方面的内容，可以用"ABCDE"五个字母表示，每个字母又包括二或三层含义。有充分循证依据的二级预防药物包括：抗血小板药物、β受体阻滞剂、血管紧张素转换酶抑制剂/血管紧张素受体拮抗剂（ACEI/ARBs）和他汀类药物。非药物干预包括生活方式改变和康复等。冠心病二级预防的具体内容简述如下：

A. 抗血小板聚集药物（阿司匹林Aspirin、氯吡格雷、替格瑞洛等）、ACEI/ARBs以及抗心绞痛药（Antianginal drugs，如硝酸酯类）。

a1. 阿司匹林具有抗血小板聚集，减少冠脉内血栓形成的作用，所有非禁忌证患者均需 75 ~ 100 mg 长期服用；氯吡格雷为阿司匹林不耐受者的替代治疗；急性冠脉综合征或冠状动脉介入术后需氯吡格雷 75 mg/d+ 阿司匹林 100 mg/d 治疗 12 个月；替格瑞洛具有强效速效抗血小板作用，所有中高危患者应使用 90 mg bid+ 阿司匹林 100 mg qid。抗血小板药物的主要不良反应：消化道反应、出血风险及过敏等，少部分服用替格瑞洛的患者有呼吸困难。

a2. ACEI 为美国心脏协会（AHA）和美国心脏病学院（ACC）2017 年发表的心衰管理指南中 IA 类推荐用药，是冠心病二级预防的初始用药，如果血压可以耐受，需长期服用。合并 LVEF ≤ 40%、高血压、糖尿病或慢性肾病（血肌酐 < 225 μmol/L）的患者除非有禁忌，均应开始并持续接受 ACEI 治疗。ACEI 作用机制：①扩张血管，降低心脏前后负荷；②抑制醛固酮的合成，减轻水钠潴留；③减少心肌重塑和变形，尤其可抑制急性心肌梗死患者心肌细胞的凋亡和交感神经的过度激活；④合并高血压、心功能不全患者的首选药物。主要不良反应：干咳、高钾血症、皮疹、血管神经性水肿等，双侧肾动脉狭窄或单侧肾动脉狭窄伴孤立肾患者禁用。第一代短效药：卡托普利；第二代中效药：依那普利（悦宁定）；第三代长效药：贝那普利（洛汀新）、福辛普利（蒙诺）、培哚普利（雅施达）等。ARB 在指南中作为 ACEI 不能耐受的替代药物，在现实世界中，应用比例与 ACEI 相当，不良反应和禁忌证同 ACEI，但干咳发生率明显低于后者。

a3. 抗心绞痛药物中最常用的是硝酸酯类，可扩张冠状动脉并改善微血管供血，有效缓解心绞痛症状，有舌下含片、口服、静脉注射、口腔喷剂和透皮贴等多种剂型。长期持续应用硝酸酯类药物会产生耐药性，因此采用小剂量开始，间歇用药方式。此类药物慎用于严重心动过缓（心率 < 50 次 / 分）、青光眼、重度贫血和直立性低血压等；禁用于急性下壁伴右室心肌梗死、重度主动脉瓣和二尖瓣狭窄、肥厚梗阻性心肌病以及缩窄性心包炎等。改善心肌缺血的药物还有 β 受体阻滞剂和钙拮抗剂。另外，曲美他嗪为一种新型优化能量代谢药物，有抗心肌缺血和细胞保护作用，可作为辅助治

疗或传统抗缺血治疗药物不能耐受的替代治疗，但不作为心绞痛发作时的对症治疗，也不适用于不稳定心绞痛或心肌梗死的初始治疗。

B. β受体阻滞剂（β–blocker）、控制血压（Blood pressure control）和体质指数（Body Mass Index，BMI）。

b1. β受体阻滞剂可显著降低心肌梗死复发率，改善心功能和减少猝死的发生。目前临床常用的为高选择性β1受体阻滞剂，包括美托洛尔、比索洛尔和索他洛尔。美托洛尔（倍他乐克）为脂溶性β1受体阻滞剂；比索洛尔（康忻、博苏）对β1受体的亲和力高于美托洛尔，对β2受体的影响很小。冠心病患者静息心率应控制在55 ~ 60次 / 分；急性心肌梗死和合并心功能不全的患者如没有禁忌证，需尽早加用β受体阻滞剂以改善远期预后。此外，还有卡维地洛（金络），兼有α、β受体阻滞作用。此类药物的主要不良反应为乏力、心动过缓、呼吸困难和青年男性偶有一过性性功能障碍。

b2. 控制血压是冠心病二级预防中最重要的措施，血压控制为 < 130/80 mmHg。血压 ≥ 140/90 mmHg 的患者开始进行降压治疗，首选β受体阻滞剂、ACEI 或 ARB，必要时加用其他种类降压药物。目前有调查显示，在高血压人群中，血压控制在正常范围的不足10%，高血压患者服药依从性差是一个普遍存在的现象，包括：①不按处方用药；②服药的数量太多或太少；③不规则用药，如改变服药时间间隔或漏服；④停药太快或擅自停药；⑤服用处方药物时饮酒。

b3. 体质指数控制在 18.5 ~ 23.9 kg/m^2，（BMI= 体重 / 身高的平方）；腰围控制在男性 ≤ 90 cm、女性 ≤ 85 cm。

C. 控制血脂（Cholesterol lowering）、戒烟（Cigarette quitting）、中医中药治疗（Chinese medicine treatment）。

c1. 他汀类药是冠心病的核心治疗药物，不仅降低胆固醇，主要是降低低密度脂蛋白胆固醇（LDL–C），而且稳定冠状动脉粥样硬化斑块，缩小斑块，大大降低急性冠脉事件的发生率，凡心肌梗死患者，无论血清胆固醇增高还是正常，都要终身服用降脂药，可参考附表6选择合适的他汀类药物。

动脉硬化性心血管疾病（Arteriosclerotic cardiovascular disease，ASCVD）的降脂目标：① LDL–C < 1.8 mmol/L（70 mg/dl）；②非

HDL-C ＜ 2.6 mmol/L（100 mg/dl）；③若标准治疗 3 个月后，难以使 LDL-C 降至基本目标值，可适当加大他汀类药物剂量，并联用依折麦布、胆酸螯合剂和（或）烟酸，使 LDL-C 至少降低 50%。不良反应有肝脏转氨酶升高，多为一过性，可出现肌病，包括肌痛、肌炎、横纹肌溶解，伴有肌酸激酶（CK）升高，故应定期检测肝功能、CK 和血脂水平。

c2. 戒烟一年能使冠心病风险降低 50%，戒烟 15 年能使心血管疾病风险降至正常人的水平。

c3. 中医药中活血化瘀类药物具有降血脂、降低血液黏度、改善微循环、抗氧化、抗细胞凋亡和改善内皮功能等作用，但尚缺乏循证医学基础的大型临床观察和试验。

D. 控制饮食（Diet）、防治糖尿病（Diabetes control）、服用复合维生素（Decavitamin）。

d1. 控制饮食，保证低盐、低脂、高维生素和优质蛋白饮食。

d2. 防治糖尿病包括饮食治疗、运动治疗、病情监测、糖尿病教育、口服降糖药物和胰岛素的应用。糖尿病是冠心病事件的独立危险因素，严格控制血糖可降低心肌梗死后的死亡率，控制目标为糖化血红蛋白 ≤ 7%。

d3. 复合维生素主要包括 B 类维生素，如 VB1、VB2、VB6、VB12 和叶酸等。

E. 教育（Education）、运动（Exercise）和情绪（Emotion）。

e1. 健康教育包括向患者及家属讲解冠心病相关知识（如什么是冠心病、发病原因及诱发因素、不适症状的识别、发病后自救和如何保护冠状动脉等），可创建微信公众号，定期向患者推送科普内容，提醒患者监测血压、脉搏、体质指数、血糖、血脂和心电图等，使患者明确二级预防的重要性，嘱患者每 3 个月到医院复查 1 次，每月接受电话随访，医师根据患者复查及随访结果调整用药和预防康复方案。

e2. 运动锻炼建议 4 ~ 5 次 / 周，每次 20 ~ 30 分钟，最佳时段为下午 4 时 ~ 6 时。活动强度控制在心率 ＜ 170 次 / 分。推荐运动项目有快步走、慢跑、体操、太极拳等有氧运动。

e3. 调节情绪，轻度焦虑抑郁以运动康复为主，病情复杂或严重者应请精神科会诊或转诊治疗。

三、冠心病的中医治疗

（一）胸痹

冠心病中慢性冠脉病属于传统医学的"胸痹"范畴，胸痹是指以胸部闷痛，甚则胸痛彻背为主症的一种疾病。不同程度的病人表现不一样，轻者仅感胸闷如窒，呼吸不畅；严重者可出现胸痛，甚则心痛彻背，背痛彻心。

胸痹最早记录于《灵枢·五邪篇》中，"邪在心，则病心痛"，《素问·脏气法时论篇》认为"心病者，胸中痛，胁支满，胁下痛，膺背肩胛间痛，两臂内痛"。病名来源于《金匮要略》，"胸痹之病，喘息咳唾，胸背痛，短气，寸口脉沉而迟，关上小紧数"。本病特点与西医学冠心病关系密切，其他如患心包炎、二尖瓣脱垂综合征、病毒性心肌炎等疾病出现胸闷、胸背彻痛等症状者亦可相互参照。

1. 病因病机

胸痹基本病机为心脉痹阻，病位在心，涉及肝、脾、肾脏等脏，临床表现多为本虚标实，虚实夹杂。本虚包括气虚、气阴两虚、胸阳不振；标实包括血瘀、寒凝、痰浊、气滞。各类不同的致病因素可相兼为病。

2. 诊断要点

①膻中或心前区闷痛，甚则痛彻左肩背、咽喉、胃脘部、左上臂内侧等部位，呈反复发作性或持续不解，常伴有心悸、气短、自汗，甚则喘息不得卧。

②胸闷胸痛多持续几秒至几十分钟。严重者疼痛加剧，长时间不缓解，伴汗出肢冷，面色苍白，唇甲青紫，属急危重症，易发生猝死。

③多见于中年以上，多因劳累、情绪激动、饮食不节、感受寒冷等诱发。

3. 鉴别诊断

①悬饮

悬饮、胸痹均可存在胸痛等症状，但胸痹为当胸闷痛，并可向左肩或左臂内侧等部位放射，常因受寒、情绪激动、劳累等因素诱发，休息或使用芳香温通类药物可缓解。悬饮则表现为胸胁胀痛，持续不缓解，多伴有咳唾引痛不能转侧，呼吸时疼痛加重，肋间饱满，并同时存在咳嗽、咯痰等肺系证候。

②胃脘痛

胸痹、胃脘痛疼痛部位相近，并且胸痹不典型者也会存在胃脘部疼痛症状，极易混淆。胸痹以闷痛为主，持续时间较短，虽过量饮食可诱发，但经休息、服药后可缓解。胃脘痛则与饮食相关，以胀痛为主，局部可见压痛，持续时间相对较长，常伴有反酸烧心、嘈杂、嗳气、呃逆等胃部症状。

③真心痛

真心痛多为胸痹的进一步发展，可见心痛剧烈，持续不解，多伴有汗出、肢冷、面白、口唇青紫，手足青至节，脉微或结代，属急危重症。

4. 辨证论治

①心血瘀阻证

临床表现：心胸疼痛，如刺如绞，痛有定处，入夜为甚，甚则心痛彻背，背痛彻心，或痛引肩背，伴有胸闷，日久不愈，可因暴怒、劳累而加重。舌质暗红，或紫暗，有瘀斑，舌下瘀筋，苔薄，脉弦涩。

治法：活血化瘀，通脉止痛。

方药：血府逐瘀汤加减。川芎、桃仁、红花、赤芍活血化瘀通脉；柴胡、桔梗、枳壳、牛膝行气活血；当归、生地益阴养血。若胸痛剧烈，瘀血痹阻重者，可加降香、郁金、乳香、没药；若气虚血瘀，伴气短乏力，自汗，脉细弱者，重用人参、黄芪等。

②气滞心胸证

临床表现：心胸满闷，隐痛阵发，痛无定处，时欲太息，遇情志不遂时容易诱发或加重，或兼有脘腹胀闷，得嗳气或矢气则舒。舌红苔薄或薄腻，脉细弦。

治法：疏肝理气，活血通络。

方药：柴胡疏肝散加减。柴胡、枳壳、香附、陈皮行气疏肝解郁；赤芍、川芎活血通脉。若气郁日久化热，症见心烦易怒，口干便秘，可用丹栀逍遥散。

③痰浊闭阻证

临床表现：胸闷重而心痛微，痰多气短，肢体沉重，形体肥胖，遇阴雨天而易发作或加重，伴有倦怠乏力，纳呆便溏，咯吐痰涎。舌体胖大且边有齿痕，苔浊腻或白滑，脉滑。

治法：通阳泄浊，豁痰宣痹。

方药：瓜蒌薤白半夏汤合涤痰汤加减。瓜蒌、薤白通阳化痰；半夏、天南星、竹茹清热化痰；石菖蒲、陈皮、枳实宽胸理气；人参、茯苓、甘草益气健脾。

④寒凝心脉证

临床表现：卒然心痛如绞，心痛彻背，喘不得卧，多因气候骤冷或骤感风寒而发病或加重，伴形寒，甚则手足不温，冷汗自出，胸闷气短，心悸，面色苍白。舌淡紫苔薄白，脉沉紧或沉细。

治法：辛温散寒，宣通心阳。

方药：枳实薤白桂枝汤合当归四逆汤加减。桂枝、细辛散寒止痛；薤白、瓜蒌化痰通阳止痛；当归、芍药养血活血；枳实、厚朴理气通脉。

⑤气阴两虚证

临床表现：心胸隐痛，时作时休，心悸气短，动则益甚，伴倦怠乏力，声息低微，面色白，易汗出。舌质淡红，舌体胖边有齿痕，苔薄白，脉虚细缓或结代。

治法：益气养阴，活血通脉。

方药：生脉散合人参养荣汤加减。人参、黄芪、炙甘草大补元气；麦冬、玉竹、五味子滋养心阴；当归、丹参养血活血。若兼气滞血瘀者，可加川芎、郁金行气活血。

⑥心肾阴虚证

临床表现：心痛憋闷，心悸盗汗，虚烦不寐，腰酸膝软，头晕耳鸣，口干便秘。舌红少津，苔薄或剥，脉细数或促代。

治法：滋阴清火，养心和络。

方药：天王补心丹合炙甘草汤加减。生地、玄参、天冬、麦冬滋阴降火；人参、炙甘草、茯苓益气宁心；柏子仁、酸枣仁、五味子、远志养心安神；丹参、当归、芍药、阿胶滋养心血。若兼见风阳上扰，加用珍珠母、石决明等。

⑦心肾阳虚证

临床表现：心悸而痛，胸闷气短，自汗，动则更甚，面色白，神倦怯寒，四肢欠温或肿胀。舌质淡胖，边有齿痕，苔白或腻，脉沉细迟。

治法：温补阳气，振奋心阳。

方药：参附汤合右归饮加减。人参大补元气；附子、肉桂温补阳气；熟地、山萸肉、仙灵脾、补肾脂补益肾气；炙甘草益气复脉。若水饮上凌心肺，症见心悸、喘促、水肿，加用黄芪、防己、猪苓等。

5. 预防与调护

本病调护多从防范发病因素角度考虑，主要包括：

①调摄精神，避免情绪剧烈波动；

②注意生活起居，寒温适宜；

③饮食调节，避免暴饮暴食，避免肥甘厚味；

④注意劳逸结合，避免过劳。

（二）真心痛

急性冠脉综合征属于传统医学"真心痛"范畴，是胸痹进一步发展导致的重症，特点为持久而剧烈的胸闷、胸骨后疼痛，伴心悸、水肿、肢冷、喘促、汗出等表现，甚则危及生命。真心痛表现最早记载于《灵枢·厥病》，"真心痛，手足青至节，心痛甚，旦发夕死，夕发旦死"。其病因病机与胸痹相同，与年老体衰、七情内伤、久病劳倦以及过食肥甘等导致气虚血瘀、痰浊化生、寒邪侵袭、血脉凝滞等因素有关。本虚是其发病基础，标实是发病条件。真心痛发展到后期，可出现心悸、水肿、喘促、亡阳或亡阴，最终导致阴阳俱脱，阴阳离决。

真心痛应采用中西医结合治疗。心痛发作时可使用复方丹参滴丸、速效救心丸等缓解疼痛，并绝对卧床休息，低流量给氧，避免情绪剧烈波动，保持大便通畅等。真心痛的辨证论治如下：

1. 气虚血瘀证

临床表现：心胸刺痛，胸部窒闷，动则加重，伴气短乏力，汗出心悸。舌体胖大有齿痕，舌质暗淡或瘀斑瘀点，舌苔薄白，脉弱无力。

治法：益气活血，通脉止痛。

方药：保元汤合血府逐瘀汤加减。人参、黄芪补益心气；失笑散、桃仁、红花、川芎活血化瘀；赤芍、当归、丹参养血活血；柴胡、枳壳、桔梗行气豁痰开胸；甘草调和诸药。瘀重刺痛明显，加莪术、延胡索；口干、舌红苔少加麦冬、生地养阴；舌淡肢冷可加肉桂、仙灵脾温阳；伴痰热内蕴，可加黄连、瓜蒌、半夏等。

2. 寒凝心脉证

临床表现：胸痛彻背，胸闷气短，心悸不宁，神疲乏力，形寒肢冷。舌质暗淡，苔白腻，脉沉无力，迟缓或结代。

治法：温补心阳，散寒通脉。

方药：当归四逆汤加味。桂枝、附子温经散寒通脉；细辛散寒，除痹止痛；通草、丹参通行血脉；当归、白芍养营和血。寒象明显，可加干姜、蜀椒、薤白、荜茇、高良姜等；气滞可加白檀香；胸痛剧烈者可与苏合香丸等。

3. 正虚阳脱证

临床表现：心胸绞痛，胸中憋闷或有窒息感，喘促不宁，心慌，面色苍白，大汗淋漓，烦躁不安或表情淡漠，重则神志昏迷，四肢厥冷，口张目合。舌淡，脉疾数无力或脉微欲绝。

治法：回阳救逆，益气固脱。

方药：四逆加人参汤加减。红参大补元气；附子、肉桂回阳救逆；山萸肉、龙骨、牡蛎固脱；玉竹、炙甘草养阴益气。阴竭可加五味子、大量山萸肉，并可急用独参汤鼻饲治疗，或静推参附注射液至阳气恢复。

真心痛属急危重症，现代医学认为与血栓等有关，在中医辨证论治的基础上，也可使用具有一定抗凝、溶栓作用的中药注射剂，如丹参酮、血栓通等治疗，共同促进患者的恢复。

第三节 急性心力衰竭

急性心力衰竭（acute heart failure，AHF）是指心力衰竭急性发作和（或）加重的一种临床综合征，可表现为急性新发或慢性心衰急性失代偿（acute decompensated heart failure，ADHF）。临床分类包括急性左心衰竭、急性右心衰竭和非心源性急性心衰。AHF 是常见急症，常危及生命，须快速诊断和紧急抢救治疗。

一、发病机制

新发 AHF 最常见的病因包括由急性缺血、感染和中毒等所致的急性心肌细胞损伤或坏死、急性瓣膜功能不全和急性心包压塞。ADHF 则是在慢性心力衰竭的基础上由一个或多个因素诱发，如感染、贫血、心律失常、高血压、不恰当地调整或停止药物等，而其中感染是最常见的诱因。

二、临床表现及体征

1. 急性肺水肿

突发的严重呼吸困难、端坐呼吸、喘息不止、烦躁不安并有恐惧感，呼吸频率可达 30 ~ 50 次 / 分，频繁咳嗽，咳出大量粉红色泡沫痰。听诊心率快，心尖部闻及奔马律，两肺满布湿性啰音和 / 或哮鸣音。胸部 X 线可见典型蝴蝶形大片阴影。

2. 心源性休克

肺水肿不能及时纠正，血流动力学障碍加重则会出现心源性休克。诊断标准包括：①持续性低血压，收缩压降至 90 mmHg 以下，或原有高血压的患者收缩压降幅 ≥ 60 mmHg，且持续 30 分钟以上。②组织低灌注状态，可有皮肤湿冷、苍白和发绀；心率 > 110 次 / 分；

尿量显著减少，甚至无尿；意识障碍，出现烦躁不安、焦虑、恐惧和濒死感；③血流动力学障碍：肺毛细血管楔压（PCWP）≥ 18 mmHg，心脏排血指数（CI）≤ 36.7 mL（s·m²）。④低氧血症和代谢性酸中毒。

3. 呼吸衰竭

急性左心衰时可同时出现呼吸衰竭，即动脉血氧分压（PaO_2）降低，静息状态下 $PaO_2 < 60$ mmHg，伴或不伴有动脉血二氧化碳分压（$PaCO_2$）增高（ > 50 mmHg ），而出现的一系列病理生理紊乱的临床综合征。

三、辅助检查

1. 心脏生物学标记物

（1）利钠肽 (NPs) 包括 BNP 或 NT-proBNP，有助于鉴别心源性和非心源性呼吸困难，故所有怀疑 AHF 呼吸困难的患者均应检测。NPs 有助于心力衰竭严重程度和预后的评估，心力衰竭程度越重，NPs 水平越高。利钠肽敏感性较高，当血 BNP < 100 pg/mL、NT-proBNP < 300 pg/mL 时基本可排除 AHF。

（2）cTnI/T 对 AMI 的诊断有明确意义，也用于对肺血栓栓塞危险分层，可作为 AHF 的常规检测项目。

2. 心电图

心力衰竭患者的心电图无特征性表现，但心电图异常对于识别基础心脏病（陈旧心肌梗死、高血压心脏病、肥厚型心肌病等）和心力衰竭的诱因（心律失常、急性心肌缺血等）都很有帮助。

3. 胸部 X 线

有助于 AHF 的诊断，典型表现为肺静脉淤血、胸腔积液、间质性或肺泡性肺水肿，心影增大。

4. 超声心动图

对血流动力学不稳定，特别是心源性休克的患者，或是怀疑有致命的心脏结构和功能异常的患者（如机械并发症、急性瓣膜反流、主动脉夹层），应紧急行床旁超声心动图检查。

5. 动脉血气分析

血气分析不能直接用于 AHF 的诊断，但可确定是否存在低氧血症、呼吸衰竭、酸碱平衡失调等关键信息，是判断 AHF 病情严重程度、指导治疗的必要检查之一。

四、监测和治疗

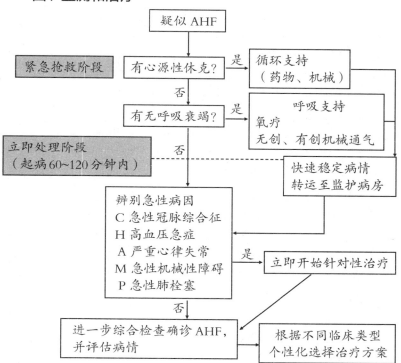

C：acute Coronary syndrome； H：Hypertension emergency；
A：Arrhythmia； M：acute Mechanical cause； P：Pulmonary embolism

图 2   AHF 患者初始评估和处置流程

对处于院前阶段的 AHF 患者，首要的是紧急评估循环和呼吸状态，并给予必要的支持治疗；同时尽快转诊至附近有完备急诊科、心内科和 / 或 CCU 的大中型医院。到达急诊科后继续采取进一步的综合措施紧急评估，并给予必要的循环和／或呼吸支持治疗。在此基础上，应迅速识别出致命性病因的心力衰竭及需要紧急处理的促使心功能恶化的各种可逆性因素（如 ACS、高血压危象、急性肺栓塞、严重心律失常等），尽早给予相应处理。院前和急诊科对于 AHF 患者的初始评估和处理流程如图 2。

急性左心衰是一种急症，诊断和治疗通常同时进行。AHF 患者均应监测症状和体征，并首先应用无创性方法严密监测心率和心律、呼吸频率、SpO_2 和血压，严格控制并记录出入液量，动态监测肾功能和电解质。AHF 治疗原则为尽快减轻心脏前后负荷（利尿、扩血管）、改善心脏收缩与舒张功能（强心）、积极去除诱因以及治疗原发病变（抗感染等）。具体的治疗方法包括以下几点：

1. 一般处理

（1）体位：坐位或半卧位，双腿下垂以减少回心血量。

（2）纠正缺氧：呼吸困难明显伴低氧血症（$SaO_2 < 90\%$ 或 $PO_2 < 60$ mmHg）的患者，常规氧疗方法包括鼻导管和面罩吸氧。若呼吸频率 > 25 次／分、$SpO_2 < 90\%$ 的患者，应尽早使用无创正压通气 (non-invasive positive pressure ventilation，NIPPV)。若病情继续恶化 (意识障碍、呼吸节律异常或呼吸频率 < 8 次／分、自主呼吸微弱或消失、$PaCO_2$ 进行性升高者)、不能耐受 NIPPV 或是存在 NIPPV 治疗禁忌证者，应气管插管，行有创机械通气 (invasive positive pressure ventilation，IPPV)。

2. 心源性休克救治

休克的治疗是尽早恢复有效循环量，纠正微循环障碍，增加心脏功能和恢复人体正常代谢。

（1）扩容：纠正低血容量是治疗休克的关键和首要措施，在血流动力学监测下静脉输注晶体溶液，必要时输注胶体溶液，但速度要慢。

（2）正性肌力药：包括多巴胺和多巴酚丁胺、磷酸二酯酶抑制剂、新型钙增敏剂，对于收缩功能障碍的 ADHF 患者，如果存在低血压，或在采取吸氧、利尿和可耐受血管扩张剂治疗的情况下仍有肺水肿，静脉给予正性肌力药物以缓解症状。使用正性肌力药时需要监测血压，并持续监测心律。

常用的正性肌力药包括：①儿茶酚胺类：多巴胺和多巴酚丁胺，正在应用 β 受体阻滞剂的患者不宜应用多巴胺和多巴酚丁胺；②磷酸二酯酶抑制剂：米力农，有强心和直接扩血管作用；③新型钙增敏剂：左西孟旦，增强心肌收缩力而不增加心肌耗氧量，并能改善心脏舒张功能，同时扩张组织血管，宜在低心排血量或低灌注时尽早使用；④洋地黄类制剂：主要适应证是房颤伴快速心室率（＞ 110 次 / 分）的 AHF 患者，可选用毛花苷 C(西地兰)。使用洋地黄之前，应描记心电图确定心律，了解是否有 AMI、心肌炎或低血钾等，急性心肌梗死后 24 小时内应尽量避免用洋地黄药物。

（3）血管收缩药物：使用正性肌力药物仍然存在低血压的心源性休克患者，可给予去甲肾上腺素增加血压和重要器官灌注。

（4）机械辅助装置：最常用的为主动脉内球囊反搏 (IABP)，常规适应证包括需外科手术解决的急性机械问题 (如室间隔穿孔和急性二尖瓣反流) 术前、重症急性心肌炎、急性心肌缺血或心肌梗死患者在 PCI 或手术血运重建之前、之中和之后，用以循环支持。

3．识别并紧急处理导致 AHF 的急性可逆病因和诱因

急性心肌梗死的 AHF 患者应积极进行再灌注治疗；高血压急症所致的 AHF 应用血管扩张剂积极控制血压；因快速性心律失常或严重的缓慢性心律失常所致 AHF，应通过药物或电转复、临时起搏等纠正心律失常；急性心脏机械并发症所致 AHF 应急诊给予机械循环支持；急性肺栓塞合并 AHF 者，应给予药物溶栓、介入或外科取栓治疗。

4．药物治疗

（1）利尿剂：袢利尿剂 (如呋塞米、托拉塞米和布美他尼) 作为治疗 AHF 的一线药物，对于容量负荷重的应尽早、足量应用，但需注意由于过度利尿可能发生的低血容量、休克与电解质紊乱，如低钾血症等。新型利尿剂 (托伐普坦) 是血管加压素受体拮抗剂，具有排水不排钠的特点，适用于心力衰竭合并低钠血症的患者。

（2）血管扩张剂：①硝酸甘油与硝酸异山梨酯：扩张静脉，

降低心脏前负荷，较大剂量时可同时降低心脏后负荷，尤其适用于ACS 伴心衰患者。②硝普钠：能扩张动脉和静脉，同时降低心脏前、后负荷，适用于严重心衰、有高血压以及伴肺淤血或肺水肿患者。具有较强的降压效应，需密切监测血压，停药应逐渐减量，以免反跳。通常疗程不超过 72 小时。长期用药可引起氰化物和硫氰酸盐中毒，合并肾功能不全患者尤其谨慎，且静脉输注时需要避光。③重组人脑利钠肽（奈西立肽、新活素）：具有扩张静脉、动脉和冠脉，降低前、后负荷，增加心排量，增加钠盐排泄，抑制肾素—血管紧张素系统和交感神经系统的作用，无直接正性肌力作用。可单独使用，也可与其他血管扩张剂 (如硝酸酯类) 合用，还可与正性肌力药物 (如多巴胺、多巴酚丁胺或米力农等) 合用，给药时间在 3 天以内。④乌拉地尔：可降低心脏负荷和平均肺动脉压，改善心功能，对心率无明显影响，但需密切监测血压。

（3）正性肌力药物：见心源性休克救治。

（4）阿片类药物：阿片类药物 (吗啡) 皮下或静脉推注 3 ~ 5 mg，可减轻烦躁不安和呼吸困难，还可扩张静脉，减少回心血量。主要不良反应是低血压与呼吸抑制，并呈剂量依赖性。

（5）抗凝治疗：血栓栓塞是心力衰竭患者重要的并发症，先前未接受抗凝治疗或无抗凝禁忌证的患者，可应用低分子肝素 (LMWH)，以降低深静脉血栓 (DVT) 和肺血栓栓塞危险。

（6）抗心律失常与抗心肌缺血治疗：房颤合并快速心室率的AHF 患者，洋地黄和 / 或 β 受体阻滞剂是控制心率的一线选择，若无效或存在禁忌证，可用胺碘酮。

（7）其他药物治疗: 氨茶碱适用于伴有支气管痉挛的 AHF 患者。

5. 肾脏替代或超滤治疗

对于难治性容量负荷过重、液体复苏无效的少尿、利尿剂抵抗等患者，建议进行连续肾脏替代疗法 (continuous renal replacement therapy，CRRT)，又名床旁血液滤过或超滤。出现下列情况者建议进行肾脏替代治疗：严重高钾血症 ($K^+ \geq 6.5$ mmol/L)、严重酸中毒（pH < 7.2)、血清尿素氮 ≥ 25 mmol/L（150 mg/dL）和血肌酐 ≥ 300 mmol/L（3.4 mg/dL）的患者。超滤的适用范围很窄，只有当增加静

注袢利尿剂剂量、联合疗法、高渗性生理盐水治疗利尿抵抗失败后才选用超滤。

需要指出的是，目前90%急性心衰的住院病人使用袢利尿剂，其中大部分患者出现利尿剂抵抗，而这种现象因缺乏标准化的定义，未受到应有的重视。在已经提出的几个定义中，一个被广泛引用的定义是足够剂量或增加剂量也无法解除水肿充血症状。临床上经验性认为以下几种情况为利尿剂抵抗：①每天使用呋塞米80 mg以上仍然持续性水肿；②钠排出量占负荷的比例＜0.2%；③160 mg呋塞米口服，每天两次，排钠量少于90 mmol。利尿剂抵抗的具体治疗方法可请肾病专业医师指导。

五、心衰的中医治疗

心衰指心脉"气力衰竭"，无力推动血液运行导致的急危重症，临床表现以呼吸困难、心悸烦躁、下肢水肿、乏力等为主。"心衰"作为病名在古书中少见记载，多用于形容心气衰败的状态，而与现代意义"心衰"有关的记载则多见于"心水""水肿"等病名中，如《金匮要略·水气病脉证并治》中"心水者，其身重少气，不得卧，烦而躁，其人阴肿"，《备急千金要方·消渴淋闭方·水肿第四》中"水之始起也，目窠上微肿，如新卧起之状。其颈脉动，时咳，阴股间寒，足胫肿，腹乃大，其水已成也。以手按其腹，随手而起，如裹水之状，此其候也"。

本病无明显性别差异，多见于老年人，既往多有心痹、卒心痛、痰饮、肺胀、头痛、眩晕、消渴等病史，且多见各类并发症，预后较差。

（一）诊断要点

1.本病以老年人多见，病人多以呼吸困难、心悸烦躁、尿少、下肢水肿、乏力、食欲下降等为主症，既往多存在心痹、卒心痛、痰饮、肺胀、头晕、头痛、消渴等病史。

2.病人多虚实夹杂，需根据具体情况详细分辨。实证表现多以尿少、浮肿、脘腹胀痛、唇甲发绀、舌暗苔滑或腐腻，舌下脉络怒张，脉沉弦或滑或结代等为主；虚证多表现为心悸乏力，胸闷喘憋，动则尤甚，畏寒肢冷；或五心烦热，颧红，口干咽燥，舌暗红少苔，脉细或弱或三五不调等。

（二）鉴别诊断

1. 气胸　心衰与气胸都存在突发胸痛、呼吸困难、干咳、汗出等症状，需相互鉴别。气胸患者突发胸痛，呼吸困难，但患侧胸部饱满，叩之如鼓，患侧呼吸音消失，且无少尿、水肿等其他系统症状。胸部 X 片等检查可鉴别。

2. 哮病　心衰与哮病均可存在呼吸困难等症状。但哮病多有反复发作史，喉中及两肺可闻及哮鸣音。心衰患者常见头痛、眩晕、心脏病病史，夜间多发，难以平卧，肺中可闻及湿啰音。胸部 X 片、心脏体征、心功能等指标可助鉴别。

（三）辨证论治

1. 气虚血瘀水停证

临床表现：心悸气短，动则尤甚，肢体浮肿，按之没指，多以下垂位为甚，面色晦暗，口唇、爪甲青紫，颈脉怒张。舌紫黯，舌体胖大有齿痕，苔腻或滑，脉沉涩或结代。

治法：益气活血，化瘀利水。

方药：益气活血利水方加减。党参、黄芪、桃仁、红花、猪苓、茯苓、泽兰、泽泻、桑白皮、葶苈子、当归、丹参、远志等。中成药：芪参益气滴丸等。

2. 水饮凌心证

临床表现：心悸气短，咳吐痰涎，胸闷痞满，夜间喘咳不能平卧，口干渴而不欲饮，尿少，浮肿，四肢厥冷，颜面虚浮。舌质暗淡，舌体胖大有齿痕，苔白滑或腻，脉滑或沉。

治法：温阳化痰利水。

方药：葶苈大枣汤合真武汤加减。葶苈子、大枣、附子、茯苓、白芍、生姜、白术等。

3. 气脱阳微证

临床表现：心悸、喘促不止，烦躁不安，大汗出，四肢厥冷，尿少浮肿。舌淡，脉沉微疾。

治法：回阳救逆。

方药：参附龙牡汤加大剂量山萸肉。人参、附子、龙骨、牡蛎、山萸肉等。

（四）预防与调护

1. 积极治疗原发病，注意饮食、情志调节，避免劳累及外感，避免肥甘厚味。

2. 密切观察病情变化，监测生命体征。

3. 加强皮肤管理，避免褥疮。

第四节　心房颤动

心房颤动（atrial fibrillation，AF）简称房颤，是规则有序的心房电活动丧失，代之以快速无序的心房颤动波，是最常见的心律失常之一。心室律（率）紊乱、心功能受损和心房附壁血栓形成是心房颤动患者的主要病理生理特点。有研究显示，我国 35 岁及以上居民房颤患病率为 0.71%，40 岁以上者房颤患病终生风险分别为男性 26%、女性 23%；而在 75 岁及以上的老年人中，房颤的患病率达 2.35%。房颤导致患者死亡的主要原因为进行性心力衰竭、心脏骤停及脑卒中。

一、房颤的分类

目前临床按照房颤发作的频率和持续时间对其进行分类，如下表所示。

表 4　房颤的分类

分类	定义
阵发性房颤	发作后 7 天内可自行或干预终止
持续性房颤	持续时间超过 7 天
长程持续性房颤	持续时间超过 1 年，患者有转复愿望
永久性房颤	持续时间超过 1 年，不能终止或终止后又复发，无转复愿望

二、房颤的临床评估

1.临床表现和体征

心悸、乏力、胸闷、运动耐量下降是房颤常见的临床症状。当心室率＞150 次/分时，可诱发冠心病患者心绞痛和充血性心力衰竭。房颤引起心室停搏可导致脑供血不足而发生黑矇、晕厥。房颤并发左心房附壁血栓易引起动脉栓塞，其中脑栓塞最常见，是其致残和致死的重要原因。房颤持续 48 小时以上即可发生左心房附壁血栓，左心耳是最常见的血栓附着部位。房颤患者的体征包括第一心音强弱不等、节律绝对不规整、脉律不齐、脉搏短绌等。

2. 实验室检查

房颤初始评估应关注血清电解质、肝肾功能、全血常规、甲状腺功能等。房颤也可以是某一疾病的临床表现之一，如重症感染、急性心衰、甲亢、急性心肌炎和心包炎等，临床上需进行与可疑病因相关的实验室检查。

3. 影像学检查

常规行经胸超声检查以明确有无心脏结构和功能异常、心房大小等；经食道超声（TEE）可以明确是否有附壁血栓。

4. 房颤的监测和诊断

（1）心电图

房颤的诊断需心电图记录提供依据，房颤时 P 波消失，f 波代之，频率 350 ～ 600 次 / 分，QRS 波节律绝对不规则，表现为 RR 间期不匀齐，QRS 波形态多正常。如伴室内差异性传导，QRS 波宽大畸形。房颤波的大小与房颤类型、持续时间、病因、左心房大小等有关，左心房扩大不明显的阵发性房颤、瓣膜性房颤的房颤波较为粗大，而持续时间较长，且左心房明显扩大的慢性房颤，其房颤波较为细小。

（2）动态心电图

动态心电图有助于发现短阵房颤及无症状性房颤。对于短暂性脑缺血发作（TIA）或缺血性脑卒中的患者，应至少 72 小时连续动态心电图监测。

三、房颤的危险因素

在房颤的预防和管理中，对危险因素的全面干预非常重要。其中可干预的临床危险因素包括高血压、糖尿病、心肌梗死、心脏瓣膜病、甲状腺功能异常、慢性阻塞性肺疾病、慢性肾病、肥胖、睡眠呼吸暂停、吸烟以及饮酒等。当然还有一些不可干预的临床危险因素，如年龄、性别、家族史、种族、身高和基因等。

四、房颤的治疗及预防卒中

房颤治疗的目标为预防血栓栓塞并发症、恢复窦性心律并防止其复发；如不能恢复窦性心律，则应满意控制心室率。首先应寻找引发房颤的原发疾病和诱发因素，并做出相应的处理。

1. 药物复律

对于血流动力学稳定的新近发生的房颤（通常指房颤持续时间1周内）患者，药物复律可先于电复律。医生应根据患者的个人情况与意愿选择复律方式。复律存在血栓栓塞的风险，复律前需确认心房内是否有血栓，并应依据房颤持续的时间采用恰当的抗凝治疗。药物可使50%的新发房颤患者转复为窦性心律，而对持续性房颤则疗效较差。此外，抗心律失常药物有一定的不良反应，偶可导致严重室性心律失常和致命性并发症，对于合并心脏增大、心衰及血电解质紊乱的患者，应予警惕。房颤复律及维持窦律的药物主要是离子通道阻滞剂，按其作用的特点可分为三类，目前临床最常用的是IC类的普罗帕酮、莫雷西嗪、III类的索他洛尔、伊布利特、胺碘酮（可达龙）。

（1）胺碘酮禁忌证少，安全性较高，故应用范围最广。有静脉和口服两种用法。静脉主要用于房颤的转复，负荷量3~5 mg/kg，以5%~10%葡萄糖液稀释后5~10分钟内注入，0.5~1小时后可重复该剂量，达疗效后静脉点滴维持量一般为每分钟0.5~2 mg，根据疗效调整剂量，可连续用3~5天，24小时最大剂量不超过1000 mg。口服方法：先给负荷量，每次200 mg，每天3次，服用1周后改为每次200 mg，每天2次，再服1周，以后改为维持量200 mg，每天1次。根据疗效，3~6个月后可逐渐改为每周服药5~6次或隔日1次，每次200 mg。对严重的致命性心律失常，负荷量可增加至每天800 mg。口服用药主要用于慢性转复以及转复之后的长期维持，但转复成功率相对较低，更适用于预防房颤的发生。胺碘酮在维持窦律方面优于索他洛尔和普罗帕酮。需要指出的是无论静脉还是口服，剂量过大均会对心肌收缩有抑制作用。此外，胺碘酮心脏外副反应较多，如甲状腺问题、肝功问题及过敏反应等，故长期应用需谨慎。

（2）普罗帕酮：临床使用较多，急性转复作用效果比较好。用法有静脉和口服两种方式，静脉：1.5 ~ 2.0 mg/kg，10 ~ 20 分钟，必要时重复 1 ~ 2 次，总量不超 300 mg，起效快，多用于房颤转复；口服一般为 100 ~ 150 mg/ 次，一日三次，多用于维持窦律或控制心室率。在预防房颤发作方面，其效果和耐受性略逊于胺碘酮，但仍是治疗房颤的有效药物。由于存在不可耐受的副反应及致室性心律失常的危险性，要选择合适的治疗群体，用药后要严密监测。

（3）索他洛尔：房颤转复成功率较低，不能用于快速转复，更多的时候用于维持节律，当其他药物维持效果比较差时，可用它来替代。用法：口服 80 ~ 160 mg，每日两次。

（4）伊布利特：作为一种新型的 Ⅲ 类抗心律失常药物，于 1995 年 12 月被美国食品药品监督管理局（FDA）批准用于 90 天内发生的持续性房颤和房扑的快速转复治疗，国内 2007 年获批上市，临床使用率较低。长期房性心律不齐的病人对伊布利特不敏感。伊布利特对持续时间超过 90 天的心律失常患者的疗效也不确定。

2. 药物控制心室率

控制心室率是房颤治疗的基本目标之一，药物控制心室率的成功率在 80% 左右。目前的研究显示，节律控制和心室率控制在房颤患者的全因死亡、心血管死亡、脑卒中、心力衰竭进展及生活质量改善等方面无显著性差异。因此，对于大多数房颤患者，控制心室率为一线治疗策略。控制心室率的方法包括药物治疗和房室结消融 + 心脏起搏。控制心室率的主要药物包括 β 受体阻滞剂、非二氢吡啶类钙拮抗剂、洋地黄类以及胺碘酮。其中前两种为目前临床上控制房颤心室率的主要药物，洋地黄类不再作为房颤控制心室率的一线用药，仅推荐用于 β 受体阻滞剂或非二氢吡啶类钙拮抗剂控制心室率效果不佳或合并心衰的房颤患者；对于无预激综合征的症状性房颤，可考虑静脉应用胺碘酮控制房颤伴快速心室率，特别是在其他药物无效或无法使用时。房颤心室率的控制应以最大限度缓解病人症状为标准，控制的具体目标因人而异，参考范围为静息心率 < 80 次 / 分或者轻度运动心率 < 110 次 / 分。

3. 电复律及导管消融

（1）同步直流电复律是转复房颤的有效手段，伴有严重血流动力学障碍及预激综合征旁路前传伴快速心室率的房颤，首选电复律。电复律比药物复律转复率高。但操作稍复杂，并需镇静或麻醉。预先使用某些抗心律失常药可提高转复窦性心律的成功率并预防房颤复发。

①复律方法：静脉予以咪达唑仑和／或丙泊酚麻醉。操作过程中持续监测血压和血氧。采用与 QRS 波群同步直流电复律的方式复律，以免诱发心室颤动（简称室颤）。起始使用较高能量可提高有效率，且减少电击次数和缩短需要镇静的时间。如复律不成功，可通过增加复律电量、改变电极板位置（前—后电极放置优于前—侧放置）、对前胸电极板施加一定压力提高能量传递或使用抗心律失常药物降低除颤阈值等方法提高复律成功率。预先使用胺碘酮、伊布利特、维纳卡兰、氟卡尼和普罗帕酮可改善电复律效果并预防房颤复发。β 受体阻滞剂、维拉帕米、地尔硫卓和地高辛不能可靠地终止房颤或有利于电复律。

②复律前后的抗凝治疗：房颤复律过程中存在血栓栓塞风险，恰当抗凝治疗可以减少栓塞风险。房颤持续时间＜ 48 小时的患者，可直接复律，不需要常规 TEE 检查和预先抗凝。复律后仍需要 4 周的抗凝，4 周之后是否需要长期服用抗凝药物需要根据 CHA2DS2–VASc 风险评分决定。围复律期可以应用肝素、低分子肝素、Xa 因子抑制剂或直接凝血酶抑制剂抗凝。当房颤持续时间不明或≥ 48 小时，心脏复律前抗凝治疗 3 周，复律后仍需要 4 周的抗凝，4 周之后是否需要长期抗凝治疗需要根据 CHA2DS2–VASc 风险评分决定。需要早期复律时，经 TEE 排除左心房血栓后，可即刻行电复律。如果 TEE 检查证实有血栓，应再进行多于 3 ～ 4 周抗凝之后，经 TEE 复查，确保血栓消失后行电复律。若仍存在血栓，不建议复律。

（2）导管消融（详见射频消融章节）

4. 房颤的卒中预防

血栓栓塞性并发症是房颤致死、致残的主要原因，而脑卒中则是最为常见的表现类型。房颤患者缺血性脑卒中及体循环动脉栓塞的年发生率分别为 1.92% 和 0.24%，其中缺血性脑卒中的风险是非房颤患者的 4 ～ 5 倍，可导致近 20% 的致死率及近 60% 的致残率。无论是否抗凝治疗，亚裔房颤患者均较非亚裔患者更易于发生缺血性脑卒中，同时出血性脑卒中的发生风险亦较高。预防卒中的新发与复发是房颤患者综合管理策略中的主要内容。越来越多的研究证实，对于发生卒中风险增高的患者，合理应用抗凝药物有助于显著降低缺血性卒中的发生率。目前已有多种口服抗凝药物应用于临床，如华法林、达比加群、利伐沙班、阿哌沙班等。

根据患者个体化的危险因素进行客观的评估，抗凝治疗的临床净获益是在减少血栓栓塞事件和不明显增加严重出血之间的平衡。

（1）血栓栓塞危险评估：房颤患者的血栓栓塞风险是连续的和不断变化的，对于房颤患者应定期评估其血栓栓塞风险。目前临床通用的评估方法是 CHA2DS2-VASc 积分，最高积分为 9 分。CHA2DS2-VASc 积分对卒中低危患者具有较高的血栓栓塞预测价值；房颤患者的生存曲线也与 CHA2DS2-VASc 积分相关。CHA2DS2-VASc 积分 ≥ 2 分的男性或 ≥ 3 分的女性房颤患者血栓事件的年发生率较高，抗凝治疗带来的临床净获益明显。越来越多的临床研究提示，CHA2DS2-VASc 积分 ≥ 1 分的男性或 ≥ 2 分的女性房颤患者服抗凝药物亦有较明显的临床净获益。阵发性房颤与持续性或永久性房颤具有同样的危险性，其抗凝治疗的方法均取决于危险分层，治疗房扑的抗凝原则与房颤相同。

表 5　非瓣膜病性房颤卒中危险 CHA2DS2-VASc 积分

危险因素	积分
充血性心衰 / 左心室功能障碍 (C)	1
高血压 (H)	1
年龄 ≥ 75 岁 (A)	2
糖尿病 (D)	1
卒中 /TIA/ 血栓栓塞病史 (S)	2
血管疾病 (V)	1
年龄 65 ~ 74(A)	1
性别（女性）(Sc)	1
总积分	9

注：TIA= 短暂性脑缺血；血管疾病：心肌梗死、复合型主动脉斑块以及外周动脉疾病。

（2）抗凝出血危险评估：在抗凝治疗开始前，应对房颤患者抗凝出血的风险进行评估，易引起出血的因素包括高血压、肝肾功能损害、卒中、出血史、国际标准化比值（INR）易波动、老年（如年龄＞65岁）、药物（如联用抗血小板或非甾体抗炎药）或嗜酒，HAS-BLED评分有助于评价房颤患者抗凝出血风险。评分≤2分为出血低风险者，评分≥3分时提示出血风险增高。

表6　抗凝出血危险评估（HAS-BLED评分）

临床特点	计分
高血压（H）	1
肝肾功能异常（各1分）（A）	1或2
卒中（S）	1
出血（B）	1
INR值易波动（L）	1
老年（如年龄＞65岁）（E）	1
药物或嗜酒（各1分）（D）	1或2
最高值	9

注：高血压定义为收缩压＞160 mmHg；肝功能异常定义为慢性肝病（如肝纤维化）或胆红素＞2倍正常上限，谷丙转氨酶＞3倍正常上限；肾功能异常定义为慢性透析或肾移植或血清肌酐≥200 μmol/L；出血指既往出血史和/或出血倾向；国际标准化比值（INR）易波动指INR不稳定，在治疗窗内的时间＜60%；药物为合并应用抗血小板药物或非甾体抗炎药。

从房颤患者血栓栓塞危险分层和抗凝出血危险评估可以看出，出血和血栓具有很多相同的危险因素，例如年龄和血栓栓塞史，是卒中和出血的重要危险因素。出血风险增高者发生血栓栓塞事件的风险也高，这些患者接受抗凝治疗的临床净获益可能更大。因此，只要患者具备抗凝治疗的适应证，仍应进行抗凝治疗，而不应将HAS-BLED评分增高视为抗凝治疗的禁忌证。应在开始抗凝治疗之后加强监测。除了根据患者个体化的危险因素进行客观的评估外，对患者的教育和接受抗凝治疗的意愿均对治疗的依从性明显产生影响。

5. 抗栓药物选择

预防房颤患者血栓栓塞事件的经典抗凝药物是维生素 K 拮抗剂华法林，其在房颤患者卒中一级与二级预防中的作用已得到多项临床研究肯定。新型口服抗凝药（NOAC）有用药方法简单、大出血和致命性出血风险较低等特点。普通肝素或低分子肝素为静脉和皮下用药，一般用于华法林开始前或停用华法林期间的短期替代抗凝治疗。口服抗血小板药物有阿司匹林和氯吡格雷等。

（1）抗血小板药物

阿司匹林或氯吡格雷预防房颤患者卒中的有效性远不如华法林，氯吡格雷与阿司匹林合用减少房颤患者卒中、非中枢性血栓栓塞、心肌梗死和心血管死亡复合终点的有效性也不如华法林。因此，不推荐抗血小板治疗用于房颤患者血栓栓塞的预防。

（2）华法林

随机对照研究的荟萃分析表明，华法林可使房颤患者发生卒中的相对危险度降低 64%，在卒中一级与二级预防中获益幅度相同。华法林治疗可使全因死亡率降低 26%。虽然华法林的抗凝效果确切，但存在一些局限性：①不同个体的有效剂量变异幅度较大；②有效治疗窗较窄，抗凝作用易受多种食物和药物的影响，在用药过程中需频繁监测凝血功能及国际标准化比值（INR）。华法林抗凝治疗的效益和安全性取决于抗凝治疗的强度和稳定性。临床研究证实抗凝强度为 INR 2.0 ～ 3.0 时，华法林可有效预防卒中事件，并不明显增加出血的风险。在应用华法林治疗的过程中，应定期监测 INR 并据此调整华法林剂量。华法林使用剂量每日 2.0 ～ 3.0 mg，2 ～ 4 天起效，多数患者在 5 ～ 7 天达治疗最佳效果。因此，在开始治疗时应每周监测 INR 1 ～ 2 次，抗凝强度稳定后（连续 3 次 INR 均在监测窗内），每月复查 1 ～ 2 次。需要强调的是，很多药物和食物均会对华法林的抗凝效果产生影响，如胺碘酮、辛伐他汀、地高辛、氨甲蝶呤、许多绿叶蔬菜、豆奶等，还有一些中药，如丹参、当归等。在应用华法林的过程中，应尽量避免使用上述药物和食物，并尽量保持饮食结构平衡。一旦出现出血并发症，可考虑应用维生素 K 进行拮抗治疗。

（3）新型口服抗凝药（NOAC）

NOAC可特异性阻断凝血瀑布中某一关键环节，在保证抗凝疗效的同时显著降低出血风险，包括直接凝血酶抑制剂达比加群酯以及Xa因子抑制剂利伐沙班、阿哌沙班与艾多沙班。NOAC具有稳定的剂量相关性抗凝作用，受食物和其他药物的影响小，应用过程中无须常规监测凝血功能，且预防房颤患者血栓栓塞事件的有效性与华法林相似，并可降低大出血的发生率，明显降低颅内出血的发生率。但对于高龄（≥75岁）、中度肾功能受损（肌酐清除率30～50 mL/min）以及存在其他出血高危险因素者，需减少达比加群酯剂量，避免引起严重出血事件。对于已接受NOAC的患者，应定期复查肝肾功能，及时调整抗凝治疗方案。NOAC的临床应用为房颤患者血栓栓塞并发症的预防提供了安全有效的新选择，但对于中度以上二尖瓣狭窄及机械瓣置换术后的房颤患者，只能应用华法林进行抗凝。

（4）房颤特殊人群的抗凝治疗

①老年房颤患者的抗凝治疗

老年患者常伴有各种慢性病，如高血压、糖尿病、肝肾功能不全、贫血等，并接受多种其他药物治疗。虽然老年房颤患者有更高的出血风险，但是与年轻人相比，老年患者有效抗凝治疗可带来更大的获益，因此高龄不应作为房颤抗凝治疗的禁忌，但应加强凝血指标监测。基于目前的临床试验结果，推荐高龄房颤患者（≥75岁）起始抗凝治疗首选NOAC。高龄房颤患者不建议用阿司匹林等抗血小板制剂替代华法林等抗凝药物。

②ACS和接受PCI的房颤患者的抗栓治疗

对于这类冠心病患者，如果合并房颤且有高卒中风险，双联抗血小板治疗和抗凝治疗均有必要。但研究表明，采用三联抗栓治疗（华法林、阿司匹林和氯吡格雷）的患者，30天内的严重出血发生率显著增高。因此，对于需要抗凝联合抗血小板治疗的患者，建议三联抗栓只短期使用（1～6个月），时间根据患者的出血风险评估结果而定，其后应改为抗凝剂加单一抗血小板制剂。联合抗栓治疗过程中应适当降低抗凝药物的治疗强度，同时可应用质子泵抑制剂（PPI），减少消化道出血的并发症。在冠心病稳定期（心肌梗死或 PCI 后 1 年）若无新的冠状动脉事件发生，可长期单用口服抗凝治疗。

③卒中后患者的抗凝治疗

缺血性脑卒中发生后是否继续使用抗凝药物，取决于梗死面积大小和卒中的严重程度，目前推荐的抗凝方法是 1—3—6—12 天原则（图 3）。对于房颤合并出血性脑卒中患者是否 / 何时启动抗凝治疗是一项很困难的个体化决断，需要多学科会诊。NOAC 可在保证抗凝疗效的同时显著降低出血风险，具有稳定的剂量相关性抗凝作用，受食物和其他药物的影响小，应用过程中无须常规监测凝血功能，便于患者长期治疗。

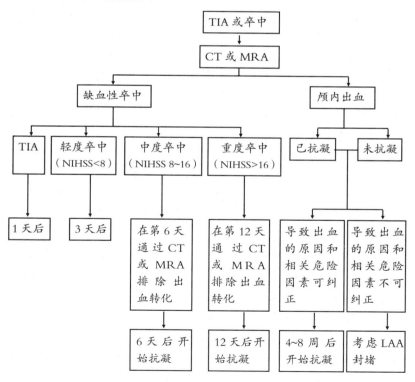

图 3　AF 抗凝方法 1—3—6—12 天原则

④房颤导管消融围术期的抗凝

目前指南建议：术前已服用治疗剂量的华法林或 NOAC，房颤导管消融围术期无须中断抗凝；消融术中给予普通肝素抗凝时，应调整肝素用量以维持活化凝血时间（ACT）在 250～350 秒之间；消融术前未正规抗凝的房颤患者，术后如果采用华法林抗凝治疗，需在起始治疗时给予低分子肝素或普通肝素进行桥接；射频消融术后推荐华法林或 NOAC 抗凝治疗至少 2 个月。

⑤术后抗凝 2 个月后是否继续抗凝，取决于患者的卒中风险；术前未进行系统抗凝或术前中断抗凝治疗者，应于术后止血后 3～5小时启动抗凝治疗。

（5）抗栓治疗的中断和桥接

正在接受抗栓治疗的房颤患者如果发生出血，或拟行外科手术或介入操作前后，可能需要暂时中断抗栓治疗。停用口服抗凝药，代之以皮下或静脉抗凝药物的治疗方法，称为桥接。鉴于停用抗栓药物增加血栓栓塞风险，持续应用则可能增加出血风险，故临床医师应在综合评估患者血栓和出血风险以及拟进行的手术或介入操作的潜在出血风险后，决定抗栓治疗的中断和恢复时间。

（6）抗凝治疗时出血事件的防治

抗凝治疗在降低血栓栓塞事件风险的同时，增加出血事件的发生风险。纠正出血危险因素是减少抗凝出血事件的关键。对于未控制的高血压患者，应根据指南给予降压治疗，维持收缩压在合理范围；对于既往有出血病史或贫血的患者，如出血部位及出血原因已经明确并纠正，可重启抗凝治疗。

抗凝过程中如果出现出血，首先应评估出血部位、发生时间、严重程度、最后一次服用抗凝药物的时间以及影响出血的其他因素，如慢性肾功能不全、嗜酒、合并用药等。一般将出血程度分为轻微出血（包括鼻衄、皮肤小瘀斑、轻微外伤后出血）、中度出血（肉眼血尿、自发大片瘀斑、无血流动力学障碍而需要输血治疗）和严重出血（指具有生命危险的出血，包括关键部位出血，如颅内出血、腹膜后出血及导致血流动力学不稳定的出血）。

具体处理方法：①轻微出血者建议给予支持治疗，如机械压迫止血或小手术止血。口服华法林者可推迟给药时间或暂停给药，直至 INR 降至 < 2.0。NOAC 的半衰期较短，停药 12 ~ 24 小时后凝血功能即可改善。②中度出血可能需要补液、输血治疗，需立即查找出血原因并给予相应治疗。服用华法林者可给予维生素 K1（1 ~ 10 mg）静脉注射。如最近一次服用 NOAC 时间 < 2 ~ 4 小时，可口服活性炭和 / 或洗胃，减少药物的吸收。达比加群可通过血液透析清除，但其他 NOAC 不适合透析治疗。③严重大出血时需要即刻逆转 NOAC 的抗凝作用。服用华法林者，应输注凝血酶原复合物或新鲜冰冻血浆，如病情需要可考虑给予输入血小板治疗。口服 NOAC 者，应给予特异性拮抗剂逆转 NOAC 的抗凝作用。依达赛珠单抗是逆转达比加群抗凝活性的单克隆抗体片段，已于 2015 年被美国食品药品监督管理局（FDA）和欧洲药品管理局（EMA）批准使用。Andexanet α 是一种改良重组人 Xa 因子，但不具有 Xa 活性，给药数分钟后就能逆转利伐沙班等 Xa 因子拮抗剂的抗凝作用，短暂增加凝血活性，现已获 FDA 批准。目前国内只有依达赛珠单抗。

6. 房颤的外科治疗

外科治疗房颤历史已久，治疗房颤的外科术式包括左心房隔离术、走廊手术、心房横断术及迷宫 I 、Ⅱ 、Ⅲ 、Ⅳ 型手术等，其中迷宫手术疗效较好。迷宫 I 型和迷宫 Ⅱ 型手术因术后起搏器植入率较高且易发生左房功能不全而被淘汰。而迷宫 Ⅲ 型手术安全性较好，不增加同期心脏外科手术的风险，远期脑卒中发生率低，但手术创伤大、操作复杂、技术困难，最终未能得到广泛应用。迷宫 Ⅳ 型手术用能量消融代替切和缝技术，使得手术创伤减小、操作简化。虽然迷宫手术有着良好的近远期疗效，但该手术开展的情况却不容乐观，最主要原因是担心增加手术风险。目前还可在胸腔镜辅助下微创房颤外科消融。手术经双侧肋间小切口进行，创伤较迷宫手术小。但外科消融围术期并发症的总发生率高于导管消融。

7. 急性房颤的治疗

（1）急性房颤发作的定义

急性房颤发作是指房颤首次发作、阵发性房颤发作以及持续性或永久性房颤发生快速心室率和 / 或症状加重，常由于心室率过快和不规则，出现症状突然明显加重，包括心悸、气短、乏力、头晕、活动耐量下降、尿量增加；更严重的包括静息状态呼吸困难、胸痛、晕厥前驱或者间歇性晕厥等。

（2）急性房颤的评估和处理

房颤的急诊处理需要考虑诸多因素，包括准确的诊断、评价病人生命体征是否稳定、有无可纠正的病因，心律调控（节律控制或心室率控制）是否需要抗凝治疗，以及患者相关教育及后续随访。临床上根据处理的策略不同将急性房颤分为血流动力学不稳定性和血流动力学稳定性两大类。

①血流动力学不稳定性急性房颤的处理：血流动力学不稳定性房颤的定义：收缩压＜ 90 mmHg，并有低灌注的表现（神志不安、躁动、迟钝；皮肤湿冷；尿量减少＜ 20 mL/h）；肺水肿；心肌缺血（持续性胸痛和 / 或有急性缺血的心电图表现）。转复窦性心律是恢复血流动力学稳定的首要任务，如无禁忌，推荐同步直流电复律（DCC）作为一线治疗。同时应进行全面的临床评价，并针对病因进行相应治疗。对血流动力学不稳定的高卒中风险房颤患者，在接受电复律前应立即给予治疗量的普通肝素或低分子肝素。需要紧急电复律，来不及抗凝治疗的患者，复律后应立即给予普通肝素或低分子量肝素，或新型口服抗凝剂进行抗凝。

②血流动力学稳定的急性房颤处理：血流动力学稳定的急性房颤应首先评价血栓栓塞的风险，决定开始抗凝的时间以及是否需要长期抗凝治疗；其次根据心室率、症状和有无器质性心脏病，决定是否需要控制心室率；最后决定是否复律、复律的时间、复律的方式以及复律后预防房颤复发。如需要尽快复律，可经食管超声检查排出心房血栓后再行房颤复律。

房颤急性发作时，心室率控制是持续时间≥ 48 小时房颤患者的首选治疗方式。对难以确定房颤持续时间，或对长期抗心律失常药物副作用担忧，或存在其他潜在并发症的患者，优先推荐心室率控制策略。对于房颤发作持续时间＜ 48 小时的患者，在急诊时也应该首先控制心室率，缓解症状。控制房颤快速心室率的药物主要包括四大类：β 受体阻滞剂、非二氢吡啶类钙拮抗剂、洋地黄类和胺碘酮。急诊处置时，非二氢吡啶类钙拮抗剂和 β 受体阻滞剂均有较好的减慢心室率的作用。洋地黄类药物可作为急性心衰伴快速心室率房颤患者的首选药物。胺碘酮仅在其他药物不能使用或效果不佳时使用。

尽管心室率控制是有效的初始治疗方法之一，但心室率控制并不能改善远期心脏重构。急性房颤心室率控制后，或根据病情和患者意愿考虑复律和维持窦性心律，或改为口服药物控制心室率。预激综合征或妊娠合并房颤应优先选择复律治疗。

五、房颤的中医治疗

房颤是临床常见心律失常之一，以心悸、脉率不齐等为主要表现。古代无房颤病名，但其主要临床表现在古籍中可见记载，《素问·三部九候论篇》"参伍不调者病"，《素问·平人气象论篇》"脉绝不至曰死，乍疏乍数曰死"。房颤发作时以心中自觉悸动、惊惕不安不能自主为主要表现者，属中医"心悸"范畴。房颤中医治疗以减少房颤发作次数、改善症状为主。

（一）病因病机

房颤病机不外于气血阴阳两虚、心失所养，或邪扰心神、心神不安。其病位在心，但与其他脏腑关系密切。气血阴阳两虚，脉气不得接续，可见脉三五不调；心神失养，则心神不安而心悸。瘀血、水饮、食积等邪阻脉道，亦可导致脉气不得接续，三五不调；邪扰心神，故心悸。

（二）诊断要点

1. 脉三五不调。

2. 自觉心搏异常，或快速或缓慢，或跳动过重，或忽跳忽止，呈阵发性或持续不解，神情紧张，心慌不安，不能自主。

3. 伴胸闷不舒、易激动、心烦寐差、颤抖乏力、头晕等症。中老年患者可伴有心胸疼痛，甚则喘促不安，汗出肢冷，或见晕厥。

4. 可由情志刺激，如惊恐、紧张及劳倦、饮酒、饱食等因素诱发。

（三）鉴别诊断

奔豚

奔豚发作之时亦觉心胸躁动不安，发于小腹，上至心下，若豚状，或上或下无时，称为肾积。故本病与心悸的鉴别点为：心悸为心中剧烈跳动，发自于心；奔豚乃上下冲逆，发自少腹。

（四）辨证论治

1. 阴阳两虚证

临床表现：心悸不宁，乏力，气短，虚烦不眠，脉三五不调。舌光少苔，或质干而瘦小，脉兼细弱。

治法：益气温阳，养阴安神

方药：炙甘草汤。气短乏力，头晕目眩，动则为甚，静则悸缓，重用人参，可加黄芪以加强益气之功；心阳不振明显者，以肉桂易桂枝，加附子以温通心阳；兼心血不足者，加阿胶、首乌、当归等滋养心血。

2. 心血不足证

临床表现：心悸气短，头晕目眩，失眠健忘，面色无华，倦怠乏力，纳呆食少。舌淡红，脉弱。

治法：补血养心，益气安神。

方药：归脾汤加减。兼见阳虚汗出肢冷，加附子、黄芪、煅龙骨、牡蛎等；兼见阴虚，重用生地、麦冬、阿胶等。

3. 阴虚火旺证

临床表现：心悸易惊，心烦失眠，五心烦热，口干，盗汗，思虑劳心则症状加重，伴耳鸣腰酸，头晕目眩，急躁易怒。舌红少津，苔少或无，脉细数。

治法：滋阴降火，养心安神。

方药：天王补心丹合朱砂安神丸加减。生地、玄参、麦冬、天冬等滋阴清热；当归、丹参补血养心，人参、炙甘草补益心气；黄连清热泻火；五味子收敛耗散之气。

4. 心阳不振证

临床表现：心悸不安，胸闷气短，动则尤甚，面色苍白，形寒肢冷。舌淡苔白，脉虚弱或沉细无力。

治法：温补心阳，安神定悸。

方药：桂枝甘草龙骨牡蛎汤合参附汤加减。形寒肢冷者，重用人参、黄芪、附子、肉桂，温阳散寒；大汗出者，重用人参、黄芪、煅龙骨、煅牡蛎、山萸肉，益气敛汗；兼见水饮内停者，加葶苈子、五加皮、车前子、泽泻等，利水化饮；夹瘀血者，加丹参、赤芍、川芎、桃仁、红花等。

5. 水饮凌心证

临床表现：心悸眩晕，胸闷痞满，渴不欲饮，小便短少，或下肢浮肿，形寒肢冷，伴恶心、呕吐、流涎。舌淡胖，苔白滑，脉滑。

治法：振奋心阳，化气行水，宁心安神。

方药：苓桂术甘汤加减。兼见恶心、呕吐，可加半夏、陈皮、生姜和胃降逆；兼见肺气不宣，肺有水湿者，可加杏仁、前胡、桔梗宣肺，葶苈子、五加皮、防己泻肺利水；兼见瘀血者，可加当归、川芎、刘寄奴、泽兰、益母草等。

6. 瘀阻心脉证

临床表现：心悸不安，胸闷不舒，心痛时作，痛如针刺，唇甲青紫。舌质紫黯或有瘀斑，脉涩。

治法：活血化瘀，理气通络。

方药：血府逐瘀汤加减。兼气虚，可加党参、黄芪、黄精；兼血虚加何首乌、枸杞子、熟地；兼阴虚加麦冬、玉竹、女贞子；兼阳虚加附子、肉桂等。

7. 痰火扰心证

临床表现：心悸时发时止，受惊易作，胸闷烦躁，失眠多梦，口干苦，大便秘结，小便短赤。舌红，苔黄腻，脉弦滑。

治法：清热化痰，宁心安神。

方药：黄连温胆汤加减。痰热互结，大便秘结者，加大黄；心悸重者，加珍珠母、石决明、磁石重镇安神；火郁伤阴，加麦冬、玉竹、天冬、生地养阴清热；兼见脾虚者加党参、白术、谷麦芽、砂仁等。

（五）调护

1. 调节情志，避免情志内伤、恐惧等进一步加重心悸。

2. 饮食有节，避免过饱、过饥，戒烟酒、浓茶等。

3. 生活规律，注意寒暑变化，避免外邪侵袭诱发或加重心悸。

4. 坚持长期治疗，及早发现变证、坏病的征兆，积极做好治疗准备。

第五节 心脏神经官能症

心血管神经官能症，也称心脏神经症，是由于中枢神经功能失调，影响自主神经功能，造成心血管功能紊乱所产生的一种综合征。本病无明显器质性病变特征，尽管症状表现很重，但预后良好。

赵志付教授秉承《黄帝内经》之要，结合几十载临床经验，创立中医心身医学刚柔辨证体系，临床上指导治疗心脏神经官能症这一典型心身疾病，疗效显著。

一、病因病机

本病属于中医"心悸""胸痹""郁证"等范畴，其病因分为内因（正气虚）和外因（邪气实）两个方面。内因多为先天禀赋薄弱，或久病失血，或劳心过度等造成气血阴阳亏虚；外因多为负性生活事件导致七情过极，如遇亲人突然因病去世，或突然见到异物，或骇闻巨响，或遇事大惊，或忧思恼怒压抑过度，肝气郁结，出现气滞、血瘀、痰阻、湿困、寒凝。若肝气上逆，则易化火，上扰心神，心肝火旺，进而伤阴，出现阴虚阳亢。

二、临床表现

本病根据先天禀赋特点结合中医辨证，分为刚证与柔证。刚证多见于性情阳刚急躁、心烦易怒、情绪激动、语声洪亮、行动敏捷之人，分为虚实两种：①心肝火旺证：症见心悸，胸痛，烦躁易怒，失眠多梦，面红目赤，发热口渴，便结尿黄，舌红苔黄，脉数有力。心肝火旺证常夹痰夹瘀，可见胸憋较重，舌暗红，舌苔黄腻。若肝气犯胃者，兼见胁肋、胃脘灼热作痛，口苦口干，呕吐苦水，脉弦数；夹痰者，可见身体肥胖，腹胀，舌红苔黄腻，脉弦滑；伤阴者，兼见口渴，喜冷饮，大便干结，小便短黄，舌红干，苔黄燥，脉细数。②心肝阴虚证：症见心悸，胸痛，头晕头痛，失眠，两目干涩，五心烦热，颧红低热，舌红少苔，脉细数。心肝阴虚证常伴有阳亢表现，头晕头痛，头重脚轻。若夹湿者，兼见肢体困重，口腻食少，胸脘痞闷，舌红苔腻，脉细滑；夹瘀者，兼见两胁隐痛，或胸胁刺痛，妇女经少或经闭，舌淡或有斑点，脉细涩；虚风内动者，兼见肢体抽搐或震颤，手足蠕动。

柔证多见于性情阴柔、心情低落、情绪抑郁、沉默寡言、行为谨慎之人，分为虚实两种：①肝郁气滞证：症见心悸，胸闷胸憋，情志抑郁，善太息，胸胁或少腹胀闷窜痛，妇女乳房胀痛，月经不调，舌红苔白，脉弦。夹痰湿者，兼见食欲不振，恶心欲吐，肢体困重，头晕嗜睡，或有浮肿，苔白腻，脉弦滑或濡缓；夹瘀者，兼见以胸胁脘腹胀闷，偶有刺痛，或有痞块，时散时聚，舌紫或有斑点，脉弦涩；化火者，兼见两胁胀痛、灼热、烦躁易怒，口苦口干，舌红苔黄，脉弦数；横逆犯胃者，兼见胃脘、胁肋胀满疼痛，嗳气，呃逆，吞酸，不欲食，苔薄黄，脉弦。②肝郁脾虚证：症见心悸，胸闷胸痛，乏力，食少纳呆，腹胀便溏，倦怠懒言，少气乏力，舌淡红苔白，脉沉细。本证多兼寒证，出现喜热饮，畏寒，手足不温。

三、诊断依据及鉴别诊断

本病的诊断依据：①具有心悸、胸痛、胸闷等自觉症状，通过相关检查排除可能的器质性病变；②有全身性的神经官能症和自主神经紊乱的表现，如焦虑、紧张、情绪低落、压抑、多汗、头晕、乏力、失眠、心烦易怒等。

本病与冠心病相鉴别：冠心病患者心得安试验结果为阴性，冠脉造影显示有明确的冠脉病变；而本病患者则以自主神经功能紊乱为主要表现，冠脉造影显示没有明显冠脉病变。本病与甲状腺功能亢进相鉴别：后者有心动过速、多汗、大便次数增加、情绪激动等类似心脏神经症表现，同时出现怕热、食欲亢进、消瘦，且血清T3、T4、FT3、FT4和吸碘率检查阳性。本病与心肌炎或心肌炎后遗症相鉴别：后者确诊须依靠心肌活检，临床以感冒后两周出现心脏扩大，心力衰竭，心电图出现严重传导阻滞或室速、室颤，肠病毒抗体阳性等为主要表现，个别患者可发生心源性猝死。

四、刚柔辨证论治

1.刚证

（1）心肝火旺证

临床表现：性急易怒，烦躁，心悸，胸痛，失眠多梦，面红目赤，发热口渴，便结尿黄。舌红苔黄，脉数有力。

治法：泻肝清心。

方药：栀子，黄连，黄芩，连翘，丹皮，生龙骨等。

（2）心肝阴虚证：性情急躁，心悸不宁，胁胀胸闷，少寐多梦，入睡困难，两目干涩，头晕目眩，口干咽干。舌红少苔，脉弦细。

治法：柔肝养心安神。

方药：白芍，丹参，炒枣仁，柏子仁，百合，夜交藤等。

2.柔证

（1）肝郁气滞证：情绪抑郁，心悸，胸闷胸痛，善太息，胁肋胀痛，食少纳呆，胃脘胀满，或乳房胀痛。舌红苔白，脉弦。

治法：疏肝解郁理气。

方药：柴胡，白芍，枳壳，香附，合欢皮，石菖蒲等。

（2）肝郁脾虚证：心悸，胸闷胸痛，胁肋胀痛，善太息，食少纳呆，腹胀便溏，少气懒言，形体消瘦，手足不温。舌淡红，苔白，脉弦细。

治法：疏肝健脾补气。

方药：柴胡，白芍，枳壳，党参，白术，茯苓，黄芪等。

规格及用法：上述诸药一日一剂，早、晚饭后各一次，疗程两个月左右。

五、心身养生及预后

心脏神经官能症患者需注重心身并调，首先调整心态，心平气和，喜怒有度，勿过度劳累；其次注意劳逸结合，充分保证睡眠。根据刚柔辨证理论，刚证患者，平素脾气暴躁，心烦易怒，建议避开引起情绪波动的外界因素，引导其正确地对待社会与家庭中出现的矛盾，少食肥甘厚味，多于清幽的环境中进行有利于心身健康的体育锻炼，如太极拳、八段锦、散步等。柔证患者平素心情抑郁，情绪低落，引导其正确地对待社会与家庭中出现的矛盾，帮助患者恢复自强不息的生活态度，积极参加户外团体运动，如登山、跑步等。

心脏神经官能症的预后良好，可在家或门诊治疗，多数不宜住院治疗（视具体病情而定），因为住院反而容易使患者的病情恶化。

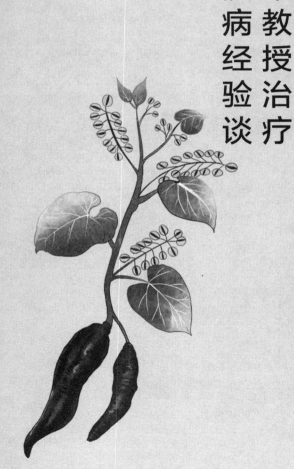

第三章

DI SAN ZHANG

郭维琴教授治疗
心系疾病经验谈

第一节　郭维琴教授治疗高血压病的经验

高血压（hypertension）是以体循环动脉压力升高为主要临床表现的心血管综合征。根据是否有血压升高的明确病因可分为原发性高血压和继发性高血压，临床上以前者多见。高血压是心脑血管疾病重要的危险因素，是脑卒中、冠心病发病的主要诱因。患者长期处于高血压状态可引起头晕、头痛、心悸、胸闷等症状，还可累及心、脑、肾等重要脏器，引起脏器结构和功能损伤甚至衰竭，即出现并发症，严重危害患者的生命健康。目前主要以预防和控制血压升高为治疗原则，将血压控制在合理范围，提高生活质量，并有效预防心、脑、肾等靶器官损害，改善预后。

传统医学中没有"高血压"一词，根据高血压的临床症状，可将其归于中医的"眩晕""头痛"等范畴。郭维琴教授基于多年的临床经验，并与现代医学理论相结合，总结出关于高血压防治的独到见解和方法。

一、郭维琴教授对高血压病因病机的认识

在传统医学理论中，高血压主要病机为阴阳失调、标实本虚，实证以火、痰、风、瘀致病，虚证以阴阳气血亏虚致病，发病部位首在肝、肾，可牵及心、脾。郭维琴教授将中医经典理论与自己的临证经验相结合，认为本病的病因虽有多种，但究其基本病机，不外乎虚实两端，属于虚者，如阴虚则易肝风内动，精亏则髓海不足、清窍失养；属于实者，多由于痰浊壅遏，或五志过极化火，上扰清窍；然本病还可因实致虚，或因虚致实，虚实夹杂，如气滞化火，日久伤阴而致阴虚火旺，或脾肾阳虚，致水湿不运而痰湿泛溢，当临证辨治。随着病情的进展，证型也会出现变化，如高血压发病初期以实证为多，多由忧思恼怒、情志过极而致化火生热，实热上扰出现

头晕头痛；病久热必伤阴，致阴虚阳亢，上扰清窍，肝经实热，首先伤及肝阴，因肝肾同源，肝阴亏虚日久，可致肾阴不足，肝肾阴虚，肝阳上亢；同时阴损及阳，阴虚日久，必致阳虚，终致虚实夹杂。

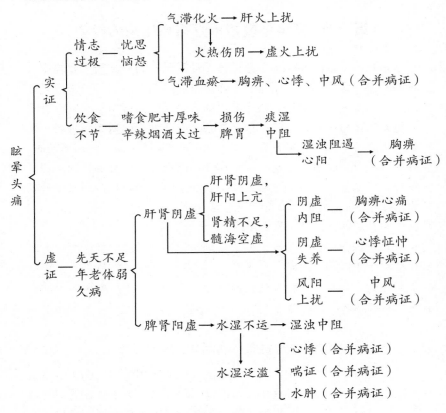

二、郭维琴教授对高血压的辨证论治

1. 肝火上扰

临床表现：头晕头疼，烦躁易怒，恼怒后头胀痛加重，面色潮红，耳鸣如潮，口干口苦，恶梦多，溲黄便干。舌红，苔薄白，脉弦数。

治法：平肝潜阳，清泻肝火。

方药：天麻钩藤饮加减。火热重者，龙胆泻肝汤加减。若恶梦多者加生龙牡、远志、柏子仁以镇静安神；胁肋胀痛者加川楝子、赤芍、白芍、延胡索以疏肝止痛；大便秘结者加大黄苦寒泻下。

2. 痰湿中阻

临床表现：眩晕，头重如裹，头眩昏沉，胸闷，脘腹满闷，恶心食少，嗜睡。舌淡红，苔白腻，脉滑。

治法：燥湿化痰，升清降浊。

方药：半夏白术天麻汤加减。若恶心呕吐者，与旋覆代赭汤合方，以和胃降逆；脘腹胀闷，食欲不振者，加白豆蔻、砂仁、炒莱菔子，以芳香化湿，醒脾开胃，理气消胀；头脑昏沉者加川芎，以辛温走窜，行气止痛。

3. 瘀血阻络

临床表现：头部刺痛，夜间加重，疼痛部位固定，口干不欲饮。舌暗淡或有瘀斑，苔薄白，脉弦涩。

治法：活血化瘀，通络止痛。

方药：降压通脉方（郭士魁经验方：丹参20g，红花12g，郁金6g，香附3g，鸡血藤15g，瓜蒌9g，薤白9g，黄芩12g，菊花15g，草决明30g）加减。若头晕者加钩藤、天麻、茺蔚子以平肝活血；舌暗有瘀斑者加土鳖虫、蜈蚣、全蝎以活血祛风通络。

4. 精血不足，虚风内动

临床表现：头晕目眩，耳鸣如蝉，肢体麻木，筋惕肉瞤，头摇或手抖，记忆力减退。舌暗红，苔薄白，脉沉弦或沉细弦。

治法：滋阴潜阳，熄风通络。

方药：镇肝熄风汤加减。若手抖头摇者加羚羊角粉（代）、石决明以镇肝熄风；失眠者加珍珠母、夜交藤、生龙齿以镇静安神；肢麻筋惕肉瞤者加鸡血藤、木瓜、地龙以养血活络；五心烦热者加鹿角胶、鳖甲、阿胶、当归以滋阴养血，除虚热。

5. 肝肾阴虚，肝阳上亢

临床表现：头晕伴头胀，双眼干涩视物模糊，耳鸣如蝉，腰酸腿软，盗汗，五心烦热。舌质红，苔薄白或少苔，脉沉细弦或沉弦数。

治法：滋补肝肾，平肝潜阳。

方药：杞菊地黄丸加减。若头晕耳鸣者加生龙骨、生牡蛎以平肝潜阳；五心烦热、舌红者加知母、地骨皮以滋阴清热；腰酸腿软者加龟甲、鹿角胶、杜仲、桑寄生以补肾填髓壮腰膝。

6. 脾肾阳虚

临床表现：头部怕冷，畏寒肢冷，喜热饮，夜尿频，小便清长，大便溏薄，进冷食后易腹泻，下肢水肿。舌淡体胖有齿痕，苔白腻，脉沉无力。

治法：温补脾肾，化湿利水。

方药：真武汤加减。若乏力、腹泻、脘腹胀满者，加党参、苍术、白术、补骨脂、肉豆蔻、厚朴以健脾补肾，燥湿止泻；夜尿频、小便清长者加菟丝子、山茱萸、桑螵蛸以补肾缩尿；水肿甚者加桂枝、车前子、猪苓、泽泻以温阳利水；头眩昏沉不清者加钩藤、葛根、川芎、丹参以升阳行气活血。

三、郭维琴教授对高血压临证用药的体会

1. 清肝养肝药的应用：高血压病初期，多见实热，可用清肝之品，但不可苦寒太过，一则损伤脾胃，二则苦能燥湿，太过则伤阴。清肝经郁火常用丹栀逍遥散，以丹皮、栀子清肝泻火；柴胡、薄荷疏肝达郁；白芍、当归益阴养血，滋柔肝体；白术、茯苓、炙甘草甘缓和中护胃。

2. 活血化瘀药的应用：血瘀证始终贯穿着本病的发生发展，早期情志因素致气滞血瘀，后热邪伤阴，又可致阴虚血阻，晚期气阴两虚，伤及阳气，致气虚血瘀，又兼有阴虚血阻，阳虚血凝。因此，在本病治疗中，郭维琴教授主张加入活血化瘀药物，如茺蔚子、桃仁、红花、丹参、鸡血藤等。

3. 虫类药的应用：高血压病晚期，辨证多为阴血亏虚，常出现肢体麻木，筋惕肉瞤，手抖头摇等虚风内动的表现，临证时需加入虫类药以通络熄风止痉，如蜈蚣、全蝎、僵蚕、蝉衣、土鳖虫等。

第二节 郭维琴教授治疗急性心肌梗死的经验

急性心肌梗死 (acute myocardial infarction，AMI) 是急性心肌缺血性坏死，大多是在冠状动脉病变的基础上，发生冠状动脉血供急剧减少或中断，使相应的心肌严重而持久地急性缺血所致，简称急性心梗。中医学将其归为"真心痛""胸痹心痛重症"范畴，由胸痹心痛进一步发展而来，临床表现为心脉骤然闭塞不通而致剧烈持久的胸骨后疼痛，可伴有烦躁不安，恐惧不宁，心悸喘促，肢冷汗出，面色苍白，甚则唇甲青紫，神昏不清，脉微细欲绝，乃至厥脱等。AMI 的西医治疗有指南和专家共识指导临床；中医药是在西医治疗的同时，从真心痛的病机入手，标本兼治，改善临床预后。郭维琴教授对真心痛治疗有丰富的经验和独到的见解，现简述如下：

一、郭维琴教授对真心痛病因病机的认识

真心痛是胸痹进一步发展的严重病证，可在劳倦体弱、饮食不节、情志失常等病因长期作用下，形成痰浊、血瘀等病理产物，导致血行不利，心脉痹阻；或在感邪、寒冷、饱餐、活动、情绪激动等诱因下使气滞寒凝、血瘀痰阻，闭塞心脉而发。

真心痛的主要病机系脉络瘀阻，心脉不通，"虚"和"瘀"贯穿真心痛发生发展的始终。正虚包括阳虚（急性期）、阴虚（衍变期）、气虚（恢复期）；标实包括血瘀寒凝（急性期）、湿热痰浊（衍变期）、痰瘀互结（恢复期）等。若心气不足，运血无力，心脉瘀阻，心血亏虚，心失所养可致心动悸，脉结代（心律失常）；若心肾阳虚，水邪泛滥，水饮凌心射肺，可出现心悸、水肿、喘促等症状（心力衰竭），或亡阳厥脱、亡阴厥脱（心源性休克），或阴阳俱脱，最后导致阴阳离决。治疗上根据中医"急则治标，缓则治本"的原则，此时应积极再灌注开通血管，祛除血瘀（顷刻获益）、抗心衰、

抗休克以及止痛治疗。

郭维琴教授在传承其父郭士魁先生丰富的临床经验及"活血化瘀""芳香温通"的冠心病治疗大法的同时，基于"心主血脉"的基础理论与临床经验，重视疾病中正气的变化，认为气虚血瘀为心系疾病根本病机，并重视益气活血法在治疗中的运用。

二、郭维琴教授对真心痛的辨证论治

1. 血脉骤闭，心阳衰微

临床表现：见于心梗急性期典型胸痛。胸痛剧烈，胸痛彻背，背痛彻胸，面色苍白，汗出，手足发凉，皮肤湿冷。舌质淡黯，苔白腻，脉沉无力，细弱或结代、脉弦紧、沉紧。

治法：活血通脉止痛，益气温阳敛阴。

方药：乌头赤石脂丸加减。药以乌头、附子、花椒（川椒）、赤石脂、干姜等。

2. 心肾阳微，水气凌心

临床表现：多见于心梗急性期并发急性左心衰。心痛暴作，憋闷欲死，咯吐白色或粉红色泡沫痰涎，心悸，喘息不得卧，汗出肢冷，小便不利。舌胖大质黯，苔白腻水滑，脉沉细滑。

治法：益气温阳化饮。

方药：益气泻肺汤或苓桂术甘汤加减。药以党参（病情危重、阳气欲脱者代以人参）、黄芪（生用）、葶苈子、桑白皮、车前子、泽兰、茯苓、猪苓等组成。

3. 寒邪直中，心阳暴脱

临床表现：多见于心梗急性期并发心源性休克。胸痛剧烈，胸痛彻背，背痛彻胸，或有窒息感，喘促不宁，心慌，面色苍白，冷汗淋漓，烦躁不安，或表情淡漠，重则神志昏迷，四肢厥冷，口开目合，手撒遗尿。脉疾数无力，脉微欲绝。

治法：回阳救逆，益气固脱。

方药：①独参汤：人参（红参），浓煎急服；②参附汤；③参附龙牡汤。

4.气阴两虚,瘀热腑实

临床表现:多见于心梗衍变期,接受再灌注治疗后。胸闷隐隐,乏力,低热,纳差,口干欲饮,尿黄,大便干结。舌暗红,苔黄腻或厚腻,脉数。

治法:益气养阴活血,化瘀通腑泄热。

方药:生脉散合小陷胸汤或温胆汤加减。药以党参、麦冬、五味子、黄连、瓜蒌、半夏、茯苓、陈皮、枳实、竹茹、丹参等组成。

5.心气不足,脉络失畅

临床表现:多见于心梗恢复期。心胸刺痛,胸部闷滞,动则加重,短气乏力,汗出心悸。舌体胖大,边有齿痕,舌质淡黯或有瘀点瘀斑,舌苔薄白,脉弦细无力。

治法:补益心气,和血通脉。

方药:益气通脉汤加减。药用党参、黄芪、丹参、赤芍、川芎、红花、郁金、炒枳壳、鬼箭羽等。若胸痛频作,应注意复查冠状动脉血管情况,除外再狭窄发生,可酌加片姜黄、皂角刺及白蒺藜等活血止痛之品。

三、郭维琴教授对真心痛的临证体会

郭维琴教授主张分期分证论治,认为心梗急性期以血瘀证和阳虚阴盛证为主,临床主要表现为胸痛剧烈,窒闷欲死,动则为甚,治疗当以活血化瘀通脉,温阳散寒止痛为主,重视通脉、止痛及温补在治疗中的运用。心梗急性期病情最为危重,病死率亦最高,临床多见真阳衰微,阴阳离决的心源性休克及心肾阳微,水饮凌心射肺之急性左心衰,当以益气回阳固脱药物施以急救,自拟代表方——益气泻肺汤,将参附汤与益气温阳化瘀利水方相结合,临床效果极佳。

心梗衍变期患者病情逐渐平稳,临床可无症状,或表现为胸闷、胸痛时作,舌质暗或有瘀斑,患者痰浊、瘀血内停现象较为突出,从而掩盖了疾病本质气虚之象,治疗应以化痰除湿、活血通脉为主,佐以益气之品。患者常因支架术后、坏死物质吸收及宿食化热生湿,所以同时应注重清热化湿通腑之品的应用。心梗稳定期病情较为稳定，无明显不适症状，或只表现为疲乏无力，动则尤甚，胸部偶有不适感。此时虚象成为此期的主要矛盾，且以气虚血瘀证最为多见。可见"虚""瘀"贯穿疾病始终，故在临床处方中，益气活血法为基本大法，药用党参、黄芪补脾益心，丹参、红花、鬼箭羽活血止痛，郁金、枳壳行气化瘀。

AMI 作为内科急危重症之一，目前西医对其最有效的治疗方法是尽早介入、溶栓治疗，开通血管，挽救濒死心肌，缩小心肌梗死面积，预防严重并发症；而对于有介入、溶栓禁忌证的患者，在给予内科常规和对症治疗的同时，积极加用中医药治疗可取得良好的临床疗效。目前的研究显示，中西医结合治疗可明显降低 AMI 死亡率，改善预后。此外，对于衍变期（支架术后）及恢复期的病人，长期中药调理可以有效减少心绞痛的发作，并可减少支架术后再狭窄的发生，降低主要心血管不良事件（major adverse cardiovascular events，MACE）和再住院率。

第三节 郭维琴教授防治冠心病支架

术后再狭窄的经验

经皮冠状动脉介入治疗(percutaneous coronary intervention，PCI)是经心导管技术疏通狭窄甚至闭塞的冠状动脉管腔，以改善心肌的血流灌注，完成血运重建的治疗方法，可显著降低冠心病事件的发生率和死亡率，改善预后。然而，PCI术在解除血管阻塞的同时可造成血管壁的损伤，加之患者冠状动脉本身存在严重的血栓负荷，这些均可导致手术局部的再狭窄，即形成冠状动脉支架内再狭窄(in-stent restenosis，ISR)。ISR的发生会使PCI治疗功亏一篑，甚至出现比PCI术前更差的临床结局。因此，PCI围手术期的抗栓治疗是减少PCI术后血栓事件，抑制局部再狭窄的重要手段。

传统医学并无对PCI术后再狭窄的专门命名，因其发病基础为冠心病，结合临床表现可将其归类于中医"胸痹""真心痛"范畴。郭维琴教授将多年临床经验与现代医学理论相结合，对防治PCI术后再狭窄有独到的见解和方法。

一、郭维琴教授对PCI术后再狭窄病因病机的认识

郭维琴教授认为，虚、瘀、热毒是PCI术后再狭窄形成的主要病机。本病发病基础为冠心病，多发于中老年人，本虚标实。《黄帝内经》云，"年四十而阴气自半也"，中老年人肾气渐衰，肾为五脏之根，肾气虚衰则不能鼓动五脏之阳气，引起心气不足或心阳不振。心主血脉，当心气虚弱或心阳不振时，血行推动之力不足，易于停滞，见血瘀之证；肾阴亏虚，不能滋养五脏之阴，阴亏火旺，煎灼津液为痰，痰瘀互结，心脉痹阻不畅，发为胸痹心痛。该病患者多有高血压、糖尿病、动脉硬化或高脂血症等基础疾病，即存在

冠心病的危险因素，发展过程缓慢，故属久病，"年老多虚，久病多虚"，强调了本病虚的本质。

冠心病需行支架植入术者，大多是在正气亏虚、痰瘀内阻的基础上，出现严重的痰瘀痹阻心脉、心脉不通的急危病症。支架植入是紧急救治措施，然而，支架植入仅是物理性地疏通脉道，而滋养疾病发生的"土壤"——机体体质与环境并未改变，因此有再发心脉痹阻的可能。由于支架植入术属外源性、机械性的损伤，容易耗气伤血，进一步损伤正气，正如陈无择《三因方》所述的"金刃所伤"，损伤血脉，使离经之血积存，势必造成血行不畅，瘀阻血络，同时金刃所伤会造成局部红肿热痛、热毒内结。热毒结于脉中，煎熬血液，导致血行不畅、瘀血内生；在心气、心阳不足的体质因素下，术后气虚更甚，促使新的瘀血形成，同时热毒内结，发为支架内再狭窄的概率更高。

二、郭维琴教授对 PCI 术后再狭窄的分期论治

郭维琴教授根据 PCI 术后再狭窄虚、瘀、热毒的病机，结合自己多年的临证经验提出了 PCI 术后再狭窄分三期论治的思路。

第一阶段，PCI 术后再狭窄早期，为 PCI 术后即刻至 1 个月。此时血管被球囊或支架损伤，产生强烈的局部炎症反应，这是支架术后血管再狭窄的主要机制，中医称之为"热毒内结"，治疗当以清热凉血、活血解毒为法，佐以益气活血之法，可选用金银花、连翘、牡丹皮、赤芍、山慈菇、柴胡等。其中金银花能清热解毒，治"一切风湿气，及诸肿毒、痈疽疥癣、杨梅诸恶疮"；连翘可清热解毒，散结消肿；牡丹皮治"血中伏火，除烦热"；赤芍"尤能泻肝火，散恶血，能行血中之滞"；山慈菇"主疔肿，攻毒破皮，解诸毒"；柴胡清热，可治"寒热邪气"。现代药理研究证实，牡丹皮有抗炎，增加冠状动脉血流量，减轻心肌缺血的作用；赤芍不仅能抗炎，对抗脂质过氧化反应，诱导细胞凋亡，而且能扩张冠状动脉，改善微循环，抗血小板聚集；金银花能够减少炎性物质的合成及释放，抑制过氧化反应，时间越久，抗炎作用越明显；山慈菇能够抑制内皮

细胞增殖，抗血管活性，且抑制作用与剂量呈正相关；柴胡可增加 NO 的生成，扩张血管，还能增加胆固醇的肠道代谢，抑制胆固醇的肠道吸收。另外，考虑到本病本虚标实的病机特点，可在方药中酌加太子参、生黄芪以扶助正气。

第二阶段，PCI 术后再狭窄中期，为 PCI 术后 1～6 个月。此时损伤已有所恢复，随着血管内皮的修复及血管内异物（支架）的刺激，血瘀成为该期治疗的重点，故以破血化瘀通络为法，可选用三棱、莪术、地龙等。三棱破气行血，消积止痛；莪术"治心腹痛，下气水胀，血气，通妇人经脉，癥结"；地龙既清热，又通经活络。现代药理研究证实，三棱可有效抵抗血小板聚集，抗炎镇痛；莪术能够调整血脂，降低血液粘稠度，抗血小板聚集，抗氧化，抑制血管新生；地龙可延长凝血时间，抑制血栓形成，起到抗凝血作用。另外，经过急性炎症期，正气受损，同时慢性炎症持续存在，因此，治疗需辅以益气活血，清热凉血，可加用生黄芪、党参以补益正气。

第三阶段，为 PCI 术后再狭窄后期，即术后 6 个月～1 年。此期炎症反应逐渐减弱，以心气亏虚、血瘀阻络为主，治疗当以益气活血为法，可选用党参、黄芪、丹参、赤芍、地龙、莪术等。重用党参、黄芪、丹参益气活血，赤芍活血化瘀，地龙活血通络，莪术破血逐瘀散结。现代药理研究证实，丹参能够减弱血管平滑肌细胞的氧化反应，抗凝，抗氧化，改善心肌代谢，保护血管内皮；生黄芪能够抗氧化，维持内皮细胞结构及功能，稳定血管通透性，增加冠状动脉血流量。

郭维琴教授根据疾病发生、发展的规律，结合中医与西医思维理论，参考现代药理学研究，总结出了三个阶段的治疗法则，临床治疗取得了良好的疗效。同时，因 PCI 术后再狭窄、心绞痛再复发者，发病基础均为冠心病，临床辨证多元化，临证时可参照胸痹的辨证进一步加减化裁。

第四节　郭维琴教授治疗慢性心力衰竭的经验

　　心力衰竭（heart failure，HF）简称心衰，是由多种原因导致心脏功能和／或心脏结构的异常改变，使心室收缩和／或舒张功能发生障碍，从而引起的一组复杂临床综合征，其主要表现为呼吸困难、疲乏和液体潴留（肺淤血、体循环淤血及外周水肿）等。心衰是各种心脏疾病的严重表现和晚期阶段，发病率、死亡率及再住院率高。根据心衰发生的时间和速度，分为急性心力衰竭和慢性心力衰竭。如今临床中，西医诊断心力衰竭所对应的中医诊断为"心衰病"，而中医古代文献中并无"心衰病"一词，在古代文献中，对心力衰竭症状的描述，往往见于许多疾病当中，如心痹、心咳、心胀、心水、喘证、痰饮、水肿以及咳嗽等。

一、郭维琴教授对心衰病病因病机的认识

　　郭维琴教授认为，心衰病发病原因主要有心脏收缩功能下降及心脏前、后负荷增加两方面。主要病机为本虚与标实，以阳气亏虚为本，兼见阴血亏虚，以血瘀水停为标。因此，中医诊断为"心水"似乎更为恰当。因此临床以"活血化瘀""芳香温通"为治疗原则，同时重视正气在心衰病中的重要作用，认为气虚血瘀是心衰病的根本病机，上述治疗原则为东直门医院心内科诊治心衰病的临床特色。

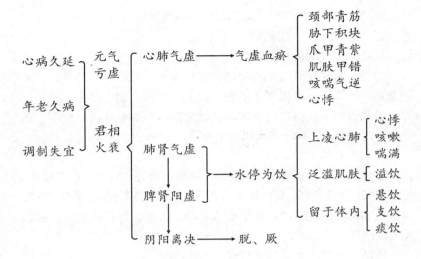

二、郭维琴教授对心衰病的辨证分型

1.气虚血瘀水停

临床表现：心悸怔忡，劳则加重，胸胁作痛，腹胀痞满，咳嗽气短，两颧暗红，口唇发绀，胁下积块。舌质紫黯或有瘀点、瘀斑，苔薄白，脉沉无力或结代。

治法：活血化瘀，芳香温通。

方药：益气泻肺汤（心衰基本方）。由八味常用中药组成，即党参（病情危重、阳气欲脱者代以人参）、生黄芪、葶苈子、桑白皮、车前子、泽兰、茯苓、猪苓。其中党参（人参）、生黄芪甘苦温，益气以生发阳气；桑白皮、葶苈子为肺经药，泻肺气之壅塞以利水；车前子、茯苓、猪苓利水消肿；泽兰活血化瘀，兼以利水。若气虚明显，气短乏力，口干渴者，加人参补气以助气化；若下肢水肿，小便少者，加防己、车前子以利水，合防己黄芪汤之意；舌有瘀斑，胁下积块有压痛者，加鳖甲、夏枯草、红花、桃仁、生牡蛎以活血软坚散结。

2.气虚阳虚水停

临床表现：心悸，喘息，动则尤甚，脘腹冷痛，四末欠温，下肢水肿，尿少，胁下积块，触之即痛，口唇紫暗，爪甲紫暗。舌胖淡，苔白腻水润，脉沉无力或沉缓、结代。

治法：益气活血，温阳利水。

方药：真武汤合五苓散加减。气虚重者，加生晒参补气；若水肿重者，加猪苓、泽泻利水消肿；苔腻纳差者，加半夏曲、厚朴、藿香以和胃理气化湿；胁下积块，触之即痛，加生牡蛎、鳖甲、浙贝母、夏枯草、三棱、莪术以软坚化瘀。

3. 水犯心肺

临床表现：心动悸，休息亦悸，喘息不得卧，咳吐白色泡沫痰，畏寒身痛，肢冷无汗，身疲倦怠，腰以下水肿，胁下积块，触之即痛，口干不欲饮，唇舌紫暗，爪甲至节紫暗。舌淡，苔白腻水滑，脉沉无力或结代。

治法：益气活血，温阳利水，化饮定喘。

方药：小青龙汤合葶苈大枣泻肺汤、三子养亲汤加减。兼有气虚者，加用党参、黄芪等益气；兼有畏寒肢冷而噎者，加用制附子温阳散寒；口渴者，加天花粉、生牡蛎以咸寒止渴生津；若痰浊内停于肺，日久化热，而见咳嗽喘促，痰多黏稠色黄或黏稠痰难咯出，可用麻杏石甘汤合苇茎汤加减，或配以鱼腥草、浙贝母以清肺热；烦躁而喘，舌苔薄黄者加生石膏除其躁烦。

4. 气阴两虚

临床表现：心悸气短，劳则加重，自汗，下肢浮肿，胁下肿块，盗汗，两颧暗红，虚烦不眠，五心烦热，口、咽、鼻干，饮冷食凉，不畏寒，大便干。舌暗红，苔少或剥脱，欠津，脉沉细结代。

治法：益气活血，育阴安神。

方药：生脉饮合酸枣仁汤加减。若患者以气虚为主，治当益气养阴而侧重补气，以生脉散加黄芪、白术、甘草等甘温益气之品。若患者以阴虚为重，治当气阴兼顾而侧重补阴，以生脉散加天冬、生地黄、玄参、玉竹等补阴药；阴阳两虚者，治宜阴阳双补，于生脉散中加制附子、干姜等温经回阳之品；气阴两伤者，常兼有血瘀标证，多以生脉散合桃红四物汤之类，益气养阴兼活血化瘀；水肿者，加猪苓、茯苓利水消肿。

5.气血两虚，兼有水停

临床表现：心悸气短，动则为甚，神疲乏力，食欲欠佳，食后腹胀，腰酸腿软，腰以下肿，胁下积块质硬，头晕眼花，面色无华，记忆力差，不寐多梦。舌体胖大、淡暗，有齿痕，脉沉细。

治法：益气养血安神。

方药：八珍汤合五苓散加减。若血虚甚者，加熟地黄、阿胶、紫河车并重用黄芪益气生血；若兼畏寒肢冷，喜热饮热食，腹中冷痛者，可加附子、干姜、肉桂温中助阳。该类患者处于慢性心衰病情平稳期，无急性发作，故益气养血以固其本，通阳化气以化其津液，防止心衰的急性发作。

6.阳气虚脱

临床表现：气喘吸促，呼多吸少，烦躁不安，不得平卧，尿少浮肿，面色苍白或灰暗，张口抬肩，汗出如油，昏迷不醒，四肢厥逆或昏厥谵妄。舌质紫暗，苔少，脉微细欲绝或沉迟不续。

治法：回阳固脱。

方药：参附龙牡汤或大回阳饮加减。卫表不固，自汗乏力者，加生黄芪益气固表；阴阳两虚证加生地黄，阴阳双补；若有水肿者，加猪苓、茯苓等利水消肿；脾虚者，加白术健脾燥湿去水；若神昏不醒者，加麝香、苏合香等芳香开窍；喘息不得平卧者，加白果、苏梗、紫苏子以降气平喘。

第五节　郭维琴教授治疗缓慢性心律失常的经验

缓慢性心律失常是以心率减慢为特征的疾病，临床包括窦性心动过缓、病态窦房结综合征和各种传导阻滞。缓慢性心律失常多属中医"迟脉症""脉结代""头晕""心悸""怔忡"等范畴；若发生晕厥，则属于"厥症"。《脉经》中对迟脉、结脉、代脉等做了详细记载及分析："迟脉，呼吸三至，去来极迟；结脉，往来缓，时一止复来；缓脉，去来亦迟，小快于迟……脉何以知脏腑之病也？然数者，腑也；迟者，脏也。数即有热，迟即生寒。"张景岳《类经》："尺主阴分，缓为气衰，涩为血滞，故当病解。解者，困倦难状之名也，迟缓之状也。"郭维琴教授对缓慢性心律失常的独到见解及治疗方法，总结如下：

一、郭维琴教授对缓慢性心律失常的病因病机认识

郭维琴教授认为本病以阳虚为本，瘀血痰浊为标。年老体弱，命门火衰，久病劳倦，伤及肾阳，致肾阳亏虚，不能上济心火，出现心阳不振；寒湿外邪，心病日久，损及心阳，致心阳不振，从而导致心肾阳虚。先天不足，素体阴虚，或思虑过度，积劳虚损，或脾阳不足，津液不化，致气阴两虚，气虚运血无力，阴虚心失所养，心脉瘀阻。七情内伤，饮食不节，寒湿困脾，脾失健运，痰湿内生，痹阻心脉。本虚标实，心脉失于温煦，导致脉来迟滞。阳虚寒盛，浮阳外越，心气虚弱，或心阳虚衰，致元阳欲脱，甚则阴阳离决，发为厥证。

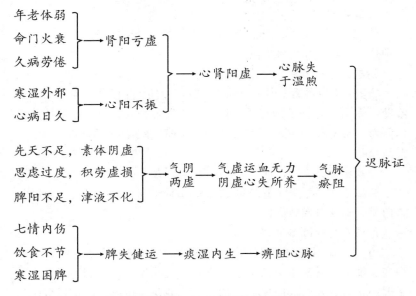

二、郭维琴教授对缓慢性心律失常的辨证论治

1. 心阳虚弱

临床表现：心悸气短，动则加剧，或突然昏仆，汗出倦怠，面色㿠白，或形寒肢冷。舌淡苔白，脉沉弱或沉迟。

治法：温阳益气。

方药：大回阳饮合苓桂术甘汤加减。若伴水肿者，加防己、泽泻、车前子、益母草以活血利水消肿；伴血瘀者，加川芎、丹参、赤芍、红花、当归以活血化瘀。

2. 心肾阳虚

临床表现：心悸气短，动则加剧，面色㿠白，形寒肢冷，腰膝酸软，眩晕耳鸣，小便清长。舌质淡苔白，脉迟结代。

治法：温补心肾。

方药：参附汤合右归丸加减。水肿甚者，加猪苓、茯苓、葶苈子、椒目、大腹皮利水消肿；血瘀内阻者，加益母草、泽兰、红花以活血化瘀；形寒肢冷、脉迟者，加巴戟天、补骨脂、炙麻黄、附子以温肾助心阳以增脉率。

3. 气阴两虚

临床表现：心悸气短，乏力，失眠多梦，自汗盗汗，口干，五心烦热。舌红少津，脉虚细或结代。

治法：益气养阴。

方药：生脉散合炙甘草汤加减。胸闷而痛，舌有瘀斑者，加川芎、红花、赤芍、降香以行气活血化瘀；兼头晕目眩、呕吐痰涎或胸脘痞闷者，加天麻、钩藤、瓜蒌、半夏、竹茹、胆南星、葛根除痰化浊、升清止眩。

4. 痰湿阻络

临床表现：心悸气短，咳嗽有痰，胸痛彻背，头晕目眩。舌质淡，苔白腻，脉弦滑或结代。

治法：化痰除湿通络。

方药：瓜蒌薤白半夏汤合六君子汤加减。血瘀重者，加丹参、枳实、郁金、延胡索活血化瘀；痰多而有寒象者，加制附子、白芥子温阳化痰；痰多而眩晕者，加天麻、菊花、川芎、白芷以散风清利头目。

5. 心脉瘀阻

临床表现：心悸气短，胸闷憋气，刺痛阵作，皮肤甲错，四肢厥逆，唇甲青紫。舌质紫暗，或有瘀点，脉涩或结代。

治法：温阳益气，活血化瘀。

方药：参附汤合冠心Ⅱ号方（郭士魁方）加减。若胸闷痛甚，加丹参、郁金、皂角刺、鬼箭羽、三棱、莪术加强活血化瘀之力，或加全蝎、蜈蚣、水蛭等虫类药搜剔通络；阴阳俱损，加黄精、麦冬、石斛、枸杞子、女贞子以滋补阴血。

6. 元阳欲脱

临床表现：汗出如珠，面色青灰，呼吸气微，表情淡漠，四肢厥冷，反应迟钝，精神委顿，或昏厥。舌质淡，脉结代或脉微欲绝。

治法：回阳固脱。

方药：参附龙桂汤（经验方）加减，由人参、黄芪、制附子、炙甘草、山茱萸、煅龙骨、肉桂等组成。若脉过于迟缓，加淫羊藿、川芎、炙麻黄以温阳复脉；兼阴虚者，加玉竹、天冬、太子参以养阴生津；夹痰浊者，加陈皮、半夏理气除痰；兼瘀血者，加丹参、红花、桃仁、郁金以活血化瘀。

三、郭维琴教授对缓慢性心律失常的临证体会

1.临床经验方

郭维琴教授根据多年临床经验研制了复窦合剂（党参、淫羊藿、炙麻黄、川芎等），主要针对心肾阳虚，兼有血瘀之证，每次 20 mL 口服，3 次 / 日，1 个月为 1 疗程。临床研究表明，病态窦房结综合征患者服用复窦合剂之后，心率平均提高 9.2 次 / 分，单纯窦性心动过缓患者服用复窦合剂之后，心率提高 6.4 次 / 分。另外，复窦合剂可改善心功能、血液流变、甲状腺及肾上腺皮质功能。

2.临床经验用药

郭维琴教授临床常用中药分类：①温阳药：附子、肉桂、桂枝、干姜、吴茱萸、生姜；②补气药：党参（人参）、黄芪、白术、太子参、甘草；③补肾药：补骨脂、淫羊藿、仙茅、女贞子、肉苁蓉、巴戟天、鹿角胶、鹿茸；④活血药：当归、川芎、丹参、郁金、红花、乳香、没药、三七、赤芍、桃仁、益母草、鸡血藤、延胡索、蒲黄、五灵脂、三棱、莪术；⑤养阴药：麦冬、五味子、黄精、阿胶、玉竹、沙参、天花粉；⑥温经升阳药：麻黄、细辛、升麻；⑦理气化痰药：半夏、白术、茯苓、瓜蒌、陈皮。

党参、炙麻黄、黄芪益气温阳，增强心肌收缩力，改善冠状动脉供血，提高心室率，加快房室传导作用。淫羊藿、仙茅、肉苁蓉、补骨脂、鹿角胶温补肾阳，填补肾精，女贞子、枸杞子、山茱萸滋补肾阴，一方面阴中求阳，另一方面监制温补药的燥性。红花、桃仁、丹参、鸡血藤、郁金、蒲黄、三棱、莪术、川芎等活血化瘀复脉。若胸闷明显者，酌加郁金、枳壳理气宽胸；心烦失眠，加合欢皮、远志、炒酸枣仁养心安神；血压高或兼头晕、头胀者，酌加天麻、钩藤、牛膝平肝潜阳，引血下行；肢体麻木，加用鸡血藤、木瓜、地龙活血通络；形体肥胖，胸脘痞闷，舌苔白腻者，加瓜蒌、薤白、半夏、砂仁开胸通阳，化痰除湿；食欲不佳者，加半夏曲、

焦三仙、炒莱菔子除胀开胃；大便干燥者，加全瓜蒌、熟大黄、生白术、生何首乌行气润肠，通腑行舟；大便溏薄者，加苍术、白术、茯苓健脾渗湿止泻。

第四章

DI SI ZHANG

常用诊疗技术

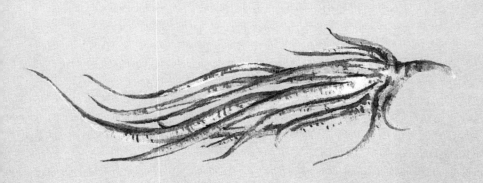

第一节 超声心动图

超声心动图（ultrasound cardiogram，UCG）是利用超声的物理学特性检查心脏和大血管解剖结构及功能状态的一种无创性技术。常规超声心动图检查包括二维、M 型和多普勒超声心动图。另外，声学造影、负荷超声心动图、经食管超声心动图、实时三维超声心动图等新技术在临床实际工作中的应用也越来越广泛。本节主要介绍临床中最常用的二维超声心动图。

一、检查目的

（一）检出疾病，明确心脏结构

1. 先天性心脏病。如房室间隔缺损、动脉导管未闭、法洛四联症、右心室双出口等。

2. 占位性病变。如左心房粘液瘤、间皮瘤、心包积液、左心房内血栓等。

3. 瓣膜病变。如风湿性心脏病、退行性瓣膜病、先天性瓣膜畸形等。

4. 心肌病。如肥厚型和限制型心肌病可基本确诊，扩张型心肌病要结合临床方可确诊。

5. 冠心病、慢性肺源性心脏病、高血压性心脏病等，要结合临床进行诊断。

（二）判断心脏功能及用药前后疗效比较

1. 心功能评估。左心室收缩和舒张功能评价、右心功能评估等。

2. 容量评估。下腔静脉宽度及吸气塌陷率。

二、检查内容

（一）心脏结构

要了解心脏结构，就像看房子要看户型图，如图1和图2所示，要了解以下几个问题：

1. 有几间房？房间之间的毗邻关系（左心房通过二尖瓣连接左心室，左心室流出道为主动脉；右心房通过三尖瓣连接右心室，右心室流出道为肺动脉）；

2. 房间的长、宽、高是多少？承重墙及隔断墙的厚度是多少？墙壁是否结实？（心房、心室大小，房、室间隔及室壁厚度和连续性）；

3. 门窗都在哪里？门窗是否开合正常？是否关不严？是否打不开？（二尖瓣、三尖瓣、主动脉瓣、肺动脉瓣功能及形态）；

4. 房间连接走廊的宽窄？（主动脉根部、升主动脉及肺动脉宽度）；

5. 房间里最多能住多少人，最少能住多少人？（舒张期容量，收缩期容量，从而算出射血分数）。

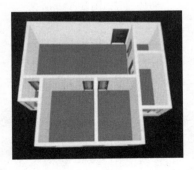

图1　房子的户型图

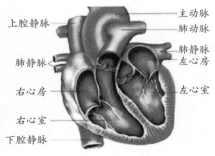

图2　心脏结构图

（二）基本切面

心脏本身是立体的，包括心脏纵、横等一系列切面（图3），需多维度检查，以获得最精准的空间结构。常见的切面包括心尖四腔心切面，左室长轴切面和大动脉短轴切面，具体如图4所示。

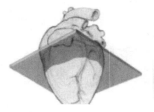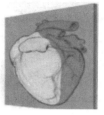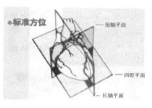

图3 心脏基本切面立体图

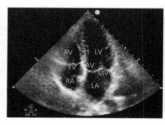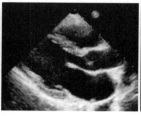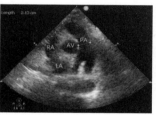

A   B   C

图4 心脏常见的切面
A. 心尖四腔心切面   B. 左室长轴切面   C. 大动脉短轴切面
（RV：右心室；LV：左心室；AV：主动脉；TV：三尖瓣；MV：二尖瓣；
RA：右心房；LA：左心房；PA：肺动脉）

三、常用正常值区间

正常值因性别、体表面积、人种区别而有一定差异，不同超声切面正常值区间也略有不同。表1所示为亚裔成年人常用超声切面正常值区间。

表1 亚裔成年人常用超声切面正常值区间

结构	正常值区间
左房（mm）	长 31~51，宽 25~44（心尖四腔心切面） 高 25~35（男）、19~33（女）（左室长轴切面）
右房（mm）	长 34~49，宽 32~45（心尖四腔心切面）

（续表）

结构	正常值区间
左室（mm）	舒张末内径 45～55（男）、35～50（女）（左室长轴切面 M 型超声），面积 21～40 cm²（心尖四腔心切面） 室间隔厚 6～11，后壁厚 6～11，射血分数＞50%（左室长轴切面 M 型超声）
右室（mm）	舒张末横径 33～43（心尖四腔心切面），壁厚 3～5（左室长轴切面 M 型超声）
主动脉（mm）	窦宽 33～36（男）、28～32（女）（左室长轴切面）、升主动脉宽 21～34（左室长轴切面），瓣口处压差＜25mmHg
肺动脉（mm）	主肺动脉宽 24～30（大动脉短轴切面），肺动脉流速 60～90cm/s，瓣口处压差＜25mmHg
二尖瓣口	面积 4～6 cm²（心室短轴切面二尖瓣水平处），流速 60～130cm/s
三尖瓣口	流速 30～70 cm/s
主动脉瓣口	面积＞3 cm²（大动脉短轴切面），流速 100～170 cm/s
下腔静脉（mm）	近心端呼气末 12～23（剑下四腔心切面）

四、操作步骤

嘱患者采取左倾斜 30°～45° 卧位，左手臂置于头后，使心脏前移，并打开肋间隙。操作者手握探头方向，一般探头上会有一个标志物或凹槽（如图 5 所示），先使其朝前进行操作。

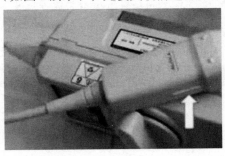

图 5　超声探头标志物（箭头所示）

查看心尖四腔心切面，探头放在心尖搏动处，探头指向胸锁关节，探头标志朝左。在此基础上，探头稍向上，即能打出心尖五腔心切面。

查看胸骨旁左室长轴切面，将探头放置于胸骨左缘第 2～4 肋间，距胸骨旁 1 cm 左右，探头标志朝向右肩；查看胸骨旁左心短轴切面时，在左室长轴切面基础上，将探头顺时针旋转 90°，探头标志朝向左肩；查看大动脉短轴切面，在左室长轴切面基础上，探头向右上略倾斜。

查看剑突下四腔心切面，患者采取半卧位，膝盖微屈以放松腹部，探头放在剑突下朝向左肩，探头朝向左侧。

五、常见切面

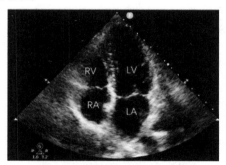

图 6　心尖四腔心切面
（RV：右心室；LV：左心室；RA：右心房；LA：左心房）

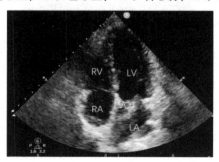

图 7　心尖五腔心切面
（RV: 右心室; LV: 左心室; RA: 右心房; LA: 左心房; LVOT: 左室流出道）

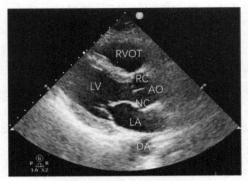

图 8　胸骨旁左心长轴切面
（RVOT：右室流出道；RC：右冠瓣；NC：无冠瓣；AO：主动脉；
LA：左心房；DA：降主动脉；LV：左心室）

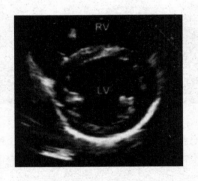

图 9　胸骨旁左室短轴切面
（RV：右心室；LV：左心室）

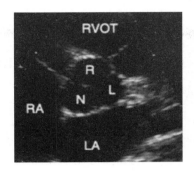

图 10 大动脉短轴切面
（RVOT：右室流出道；RA：右心房；N：无冠瓣；
L：左冠瓣；R：右冠瓣；LA：左心房）

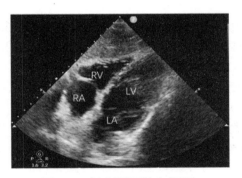

图 11 剑突下四腔心切面
（RV：右心室；LV：左心室；RA：右心房；LA：左心房）

第二节 冠状动脉介入检查和治疗

冠状动脉（简称冠脉）介入检查即冠状动脉造影（coronary angiography，CAG），冠脉介入治疗指经皮冠状动脉介入治疗（percutaneous coronary intervention，PCI），是目前心内科最常用的检查和治疗手段之一，PCI 也是急性心肌梗死（AMI）最快速、最有效的血运重建方法。

一、冠状动脉造影（CAG）

冠状动脉造影是在影像学方法的引导下，经皮穿刺体表血管，利用心导管向冠脉内注入造影剂，将冠脉腔显示出来，从而了解血管有无狭窄病灶存在，以明确诊断及治疗方案（介入、手术或内科治疗）的介入性诊断技术，是诊断冠状动脉粥样硬化性心脏病（冠心病）的"金标准"。

1. 适应证

（1）以诊断（明确冠脉疾患）为目的，其适应证为：①不典型胸痛；②有典型的缺血性心绞痛症状，无创性检查等提示心肌缺血改变者；③无创性检查提示有心肌缺血改变，而无临床症状者；④不明原因的心律失常；⑤不明原因的左心功能不全，主要见于扩张型心肌病或缺血性心肌病，目的是进行鉴别；⑥PCI 或冠状动脉旁路移植术（CABG）后反复发作、难以控制的心绞痛；⑦无症状但怀疑有冠心病，从事高危职业者，如：飞行员、司机、警察、运动员及消防员等；⑧非冠脉病变，如先天性心脏病和瓣膜病等在重大手术前，易合并冠脉畸形或动脉粥样硬化，可在手术的同时进行干预。

（2）以治疗冠状动脉疾病或评价治疗效果为目的，其适应于：①稳定型心绞痛，内科治疗效果不佳；②不稳定型心绞痛；③原发性心脏骤停复苏成功，冠状动脉的左主干病变或前降支近端病变的可能性较大，属高危组，需冠状动脉评价，尽早干预；④发作 6 小时以内的急性心肌梗死或发病在 6 小时以上仍持续性胸痛，拟行急诊 PCI 手术；急性心肌梗死早期合并室间隔穿孔、乳头肌断裂，导致心源性休克或急性泵衰竭，经内科积极治疗无好转，需行急诊手术治疗；心肌梗死后心绞痛，经内科积极治疗不能控制；冠状动脉内溶栓治疗者；静脉溶栓失败，胸痛症状持续不缓解；溶栓治疗有禁忌证者；静脉溶栓成功后再闭塞或心肌梗死后早期（2 周内）症状复发者；⑤陈旧性心肌梗死（OMI）伴新近发生心绞痛，经内科药物保守治疗无效者；OMI 伴心功能不全，临床和辅助检查如心电图、心脏彩超等提示室壁瘤形成者；OMI 伴乳头肌功能障碍者；OMI 无创检查提示与原梗死部位无关的缺血改变者；OMI 为进一步明确冠状动脉病变性质，如范围、部位及程度者；⑥其他：高龄患者，如原发性心肌病、高血压性心脏病、风湿性心脏病及糖尿病患者等，为明确是否合并冠状动脉疾患及选择治疗方案时。

2. 禁忌证

①碘过敏或造影剂过敏、未控制的充血性心力衰竭或急性左心衰竭；②未控制的严重心律失常：如室性心律失常、快速心房纤颤及室上性心动过速；③未控制的严重高血压、未控制的严重电解质紊乱及洋地黄中毒、严重的肝肾功能不全、严重的心肺功能不全，不能耐受手术者；④出血性疾病，如出血或凝血功能障碍者，发热及重度感染患者，内分泌疾病如甲亢、急性脑卒中患者；⑤做好充分的术前准备，一些禁忌证患者也可行冠脉造影术，如碘过敏或心律失常患者。因为心脏原因危及生命急需行冠脉造影术的，无须考虑其禁忌证。

二、经皮冠状动脉介入治疗术（PCI）

经皮冠状动脉介入治疗术是在影像学方法的引导下，经皮穿刺体表血管，并借助特定的球囊导管及其他介入治疗器械，疏通狭窄甚至闭塞的冠脉管腔，从而改善心肌血流灌注的治疗方法，是目前血运重建最有效的方式。

1. 适应证

①稳定型心绞痛或无症状性心肌缺血的血运重建指征：狭窄≥ 90% 时，可直接干预；左主干狭窄＞ 50%；近端左前降支狭窄＞ 50%；2 ~ 3 支血管病变且狭窄＞ 50%，LVEF ≤ 35%；检查发现大面积缺血；单支剩余的功能冠脉狭窄＞ 50%；冠脉狭窄造成血流动力学紊乱，药物治疗效果差者。

②非 ST 段抬高型急性冠脉综合征（NSTE-ACS）的无创评估和血运重建：极高缺血风险患者，推荐使用紧急冠脉造影（＜ 2 小时）；只要有 1 个高风险因素，应用早期介入策略（＜ 24 小时）；只要有 1 个中等风险因素或症状复发，建议应用介入策略（＜ 72 小时），采用早期无创检查策略；无症状的低危患者，先行无创性检查，以临床状态、合并症，以及疾病严重程度决定血运重建策略；对心源性休克，不推荐急诊 PCI 对非梗死相关性病变行常规血运重建。NSTE-ACS 危险性评估与介入性策略见附表 7。

③急性 ST 段抬高型心肌梗死（STEMI）患者的血运重建：早期治疗的关键在于开通梗死相关血管（Infarct-related artery，IRA），尽可能挽救濒死心肌，降低患者急性期的死亡风险并改善长期预后。

2. 禁忌证

①如果患者血流动力学稳定，不应该在直接行 PCI 时对非梗死相关血管行 PCI 治疗；② STEMI 患者发病 12 小时以上，无症状且血流动力学及心电稳定，不宜直接行 PCI；③如果无法对持续性缺血和大面积心肌梗死患者行梗死相关冠脉的 PCI，则考虑 CABG；④对于心源性休克，不推荐急诊 PCI 对非梗死相关性病变行常规血运重建；⑤不推荐常规使用血栓抽吸。

三、CAG 及 PCI 术后注意事项

1. 回病房后即刻完善心电图检查，严密监测心率、血压等生命体征 6 ~ 12 小时。术后第一天、第二天复查血常规、电解质、肝功能、肾功能及心肌坏死标记物。对于术前肾功能异常，术后可能出现造影剂肾病的患者，术前、术后 12 小时可静脉输注等渗盐水水化（1.0 ~ 1.5 mL/kg/h）。

2. 观察穿刺部位情况：（1）若为桡动脉穿刺者，穿刺区止血器加压 6 ~ 8 小时，观察止血器近心端、远心端桡动脉搏动情况，术肢皮温、皮色，有无肿胀。每 1 ~ 2 小时放松止血器一次，持续 6 ~ 8 小时后拆除止血器。（2）若为股动脉穿刺者，分为三种情况：① CAG 患者：术后即刻拔除股动脉鞘管，并压迫穿刺内口 15 ~ 20 分钟，然后持续弹力绷带加压包扎 12 小时。患者需卧床休息，髋关节制动，踝关节活动；观察术肢颜色，有无出血、渗血及足背动脉搏动情况。② PCI 患者：股动脉未应用血管封堵器者，术后常规留置股动脉鞘管，4 ~ 6 小时后监测活化凝血时间（ACT），待 ACT < 180 秒拔除鞘管，压迫穿刺内口 15 ~ 20 分钟，然后持续弹力绷带加压包扎，12 ~ 24 小时术肢制动，根据术中肝素用量及穿刺处有无渗血、血肿等情况决定何时拆除弹力绷带，一般不超过 24 小时。股动脉应用血管封堵器者，封堵时拔除鞘管，持续弹力绷带加压包扎，6 小时左右拆除压迫，12 小时床旁活动；二者注意事项同上述 CAG 患者，并关注有无下肢深静脉血栓形成。

3. 术后饮食：鼓励术后适量饮水，以利造影剂排出，尿量保持在 1000 ~ 1500 mL/d；术后进食以易消化的流食或半流食为主；术后 24 小时，可逐渐恢复正常饮食。

4. PCI 术后除上述注意事项外还须注意：①改善生活方式：适当运动，戒烟，将体重控制在正常范围内，合理饮食，控制总能量摄入，注意饮食平衡和多样化；②降压、调脂及抗栓等治疗；③ PCI 患者术后需严格遵循冠心病二级预防的 ABCDE 原则，具体治疗药物见本书冠心病二级预防一节。

第三节　人工心脏起搏器及射频消融

一、人工心脏起搏器

心脏起搏器是一种植入体内的电子治疗仪器，通过导线电极的传导，刺激心肌，使心脏激动和收缩，从而治疗某些心律失常所致的心脏功能障碍。

（一）起搏系统的组成

人工心脏起搏系统包括脉冲发生器和电极导线。临床常将脉冲发生器单独称为起搏器。电极导线是将起搏器的电脉冲传递到心脏，并将心脏的腔内心电图传输到起搏器的感知线路。

（二）起搏器适应证

1.临时心脏起搏适应证：任何症状性或引起血流动力学变化的心动过缓患者，放置时间不超过2周。临时心脏起搏的目的分为治疗、诊断和预防。

（1）治疗方面：①阿－斯综合征发作：各种原因引起的房室传导阻滞（atrioventricular block，AVB）、窦房结功能衰竭而致心脏停搏并出现阿－斯综合征，都是紧急临时心脏起搏的绝对指征；②心律不稳定的患者在安置永久心脏起搏器之前的过渡；③心脏直视手术引起的三度AVB；④药物治疗无效的由心动过缓诱发的尖端扭转型和/或持续性室性心动过速。

（2）诊断方面：作为某些临床诊断及电生理检查的辅助手段。如判断：①窦房结功能；②房室结功能；③预激综合征类型；④折返性心律失常；⑤抗心律失常药物的效果。

（3）预防方面：①预期出现明显心动过缓的高危患者，常见的有急性心肌梗死的某些缓慢心律失常、心脏传导系统功能不全的患者，拟施行大手术及心脏介入性手术、疑有窦房结功能障碍的快速心律失常患者，进行心律转复治疗；②起搏器依赖患者在更换新心脏起搏器时的过渡。

2. 永久心脏起搏适应证：严重的心率慢、心脏收缩无力、心跳骤停等心脏疾病。

（1）Ⅰ类适应证：①窦房结功能不全者；②成人获得性 AVB，并发有症状或者无症状被记录到有 3 秒或更长的心脏停搏，或逸搏心率低于 40 次 / 分，或逸搏心律起搏点在窦房结以下者；无症状的心房颤动和心动过缓，有至少 5 秒的长间歇者；多种原因导致任何阻滞部位的三度和高度 AVB；伴有心动过缓症状的二度 AVB（无论分型或阻滞部位）；③慢性双分支阻滞，伴有高度、一过性三度或二度Ⅱ型 AVB 者；④急性心肌梗死伴房室传导阻滞；⑤颈动脉窦过敏和心脏神经性晕厥者。

（2）Ⅱa 类适应证：①窦房结功能不全，心率＜ 40 次 / 分，或不明原因晕厥者；②成人获得性 AVB 者：无症状的持续性三度 AVB，逸搏心率＜ 40 次 / 分，不伴有心脏增大；无症状性二度 AVB；一度或二度 AVB，伴有类似起搏器综合征的血流动力学表现；无症状的二度Ⅱ型 AVB，且为窄 QRS 波者。③慢性双分支阻滞的患者，无临床症状或由心房起搏诱发的非生理性希氏束（His）以下的阻滞。

（三）起搏器分类

根据电极导线植入的部位分成单腔起搏器、双腔起搏器、三腔起搏器，以及带起搏功能的植入式心律转复除颤器（implantable cardioverter defibrillator，ICD）。临床上根据患者不同的病情而植入不同类型的起搏器。

二、射频消融

射频消融术是将电极导管经静脉或动脉血管送入心腔特定部

位，释放射频电流，导致局部心内膜及心内膜下心肌凝固性坏死，电流损伤范围在 1 ~ 3 mm 内，达到阻断快速心律失常异常传导束和起源点的介入性技术。

1. 适应证：包括室上性心动过速、预激综合征、心房扑动、房性心动过速（房速）、室性期前收缩（室早）、室性心动过速（室速）以及心房颤动（房颤）。

其中预激综合征、室上性心动过速等心律失常一次射频消融成功率可以达到98%以上，达到根治的目的。而治疗房速、房扑、部分室早、特发性室速等复杂心律失常的成功率也可以达到80%以上，但有一定的复发率。阵发性房颤的消融成功率可达80% ~ 90%，复发率为10% ~ 20%；持续性和慢性房颤消融的成功率相对低一些，复发率更高。

2. 房颤的射频消融

房颤的患病率及发病率均随年龄增长逐步增加。房颤增加缺血性脑卒中及体循环动脉栓塞的风险，且心衰和房颤常同时存在并形成恶性循环，房颤亦增加认知功能下降、痴呆、阿尔茨海默病、血管性痴呆等的风险。目前的研究表明，房颤导管消融治疗在维持窦性心律和改善生活质量等方面有一定的优势，故成为近年来研究的热点。

（1）房颤导管消融适应证

Ⅰ类：症状性阵发性房颤患者，若经至少一种Ⅰ类或Ⅲ类抗心律失常药物治疗后效果不佳或不能耐受者，可行导管消融（证据级别A）。

Ⅱa类：①反复发作、症状性阵发性房颤患者，使用Ⅰ类或Ⅲ类抗心律失常药物之前，导管消融可作为一线治疗（证据级别B）。②症状性持续性房颤患者，使用抗心律失常药物治疗后无效或不能耐受者，导管消融可作为合理选择（证据级别B）。③症状性持续性房颤患者，使用抗心律失常药物治疗之前，权衡药物与导管消融的风险及疗效后，导管消融可以作为一线治疗（证据级别C）。④伴有心力衰竭、肥厚型心肌病、年龄 > 75 岁的房颤患者，在应用抗心律失常药物之前或之后均可考虑行导管消融，但须慎重权衡导管消融风险及疗效（证据级别 B）。⑤伴有快慢综合征的房颤患者，导管消融可为合理治疗选择（证据级别 B）。⑥对于职业运动员，考虑到药物治疗对运动水平的影响，导管消融可以作为一线治疗（证据级别 C）。

Ⅱb 类：①对于症状性、长程持续性房颤患者，无论之前是否接受过抗心律失常药物治疗，权衡药物与导管消融的风险及疗效后，均可行导管消融（证据级别 C）。②对于一些无症状阵发性或持续性房颤患者，权衡导管消融的风险及疗效后，均可行导管消融（证据级别 C）。

Ⅲ类：存在抗凝药物治疗禁忌的房颤患者（证据级别 C）。

（2）房颤导管消融禁忌证

左心房 / 左心耳血栓是房颤导管消融的绝对禁忌证。

（3）房颤导管消融术式和终点

房颤导管消融主要存在以下几种术式： 环肺静脉电隔离(CPVI)，CPVI 基础上联合线性消融，非肺静脉触发灶消融和 / 或基质标测消融，肾去交感化、碎裂电位 (CFAEs) 消融，转子标测消融，神经节 (GP) 消融等。

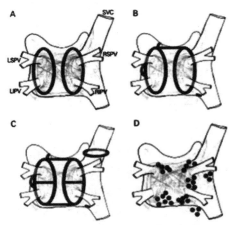

图 12　房颤消融部位示意图

A：环肺静脉电隔离；B：环肺静脉加顶部线、二尖瓣及三尖瓣峡部线、前壁线；C：在 B 图的基础上附加肺静脉间消融线、后壁底部线及上腔静脉隔离；D：转子或 CFAEs 消融部位。

（4）房颤消融术前准备

①完善术前检查：血液、尿液、大便常规，甲状腺功能评估，肝肾功能和凝血功能检查；记录窦性心律和心律失常发作时的 12 导联体表心电图；消融当天或前 1 天常规行经食管超声心动图（TEE）检查，排查左心房血栓。如有心房血栓证据，须规范抗凝至少 3 个月，证实血栓消失后再行消融治疗；通过胸部 X 片了解是否有脊柱畸形及肺部疾患，如直背综合征、脊柱畸形、肺气肿或肺大泡等。术中可用三维标测融合 MRI 或 CT 影像技术指导消融，还可作为消融术后判断有无肺静脉狭窄的参照资料。

②术前抗凝：房颤卒中风险评分（CHA2DS2-VASc 评分）≥ 2 分的阵发性房颤患者和所有持续性房颤患者，均需口服华法林或者新型口服抗凝药（NOAC）至少 3 周； CHA2DS2-VASc 评分 ≤ 1 分的阵发性房颤患者，可采用上述抗凝策略或阿司匹林 75 ~ 325 mg/d 口服或不口服抗凝药。若不口服抗凝药，最好消融前应用低分子肝素皮下注射 3 天。如患者存在抗凝禁忌，则不应考虑消融治疗。

③术前抗心律失常药物：根据治疗需要，可继续应用与心律失常无关的药物；为避免抗心律失常药物对消融的影响，除胺碘酮外，其他抗心律失常药物至少停用 5 个半衰期。但在心律失常症状严重时，有效的抗心律失常药物可继续应用。

（5）消融术中管理

①术中麻醉/镇痛：一般无须全身麻醉，可使用吗啡或芬太尼。单独使用丙泊酚、右美托咪啶或联合应用芬太尼和咪达唑仑，则可以取得较好的深度镇静效果。麻醉、镇静和止痛都须在有心律、无创或有创血压、血氧饱和度监测下，由经过良好培训、经验丰富的医师进行，导管室应常规准备相应拮抗或急救药品。

②术中抗凝：术中需静脉应用普通肝素抗凝，维持激活全血凝固时间（ACT）在 300 ~ 350 秒之间。肝素化应在房间隔穿刺前或穿刺完成时即刻进行，原因在于术中穿房间隔到达左心房的鞘管、电极和消融导管容易形成接触性血栓。手术结束移除鞘管后是否给予鱼精蛋白拮抗最后 2 小时内使用的普通肝素，视穿刺口

止血情况而定。

（6）消融术后管理

①术后观察：房颤消融过程顺利、无严重并发症的患者可在心内科病房观察。术后应卧床 6～12 小时，穿刺口局部压迫止血。注意观察血压、心律和心电图的变化以及心脏压塞、气胸、血管并发症等的发生。迷走反射发生时需通过输液和 / 或阿托品治疗。术后出现低血压时，应明确其原因并予以相应处理。术后 3～5 天内出现的心包炎，有时可伴有轻度胸痛和自限性低热，一般用阿司匹林治疗即可；偶尔在症状持续、心包积液较多时，应用糖皮质激素。如术后 6～10 天出现延迟发热状态，无论是否伴有神经系统相关症状，都应排除左心房食管瘘。术后服用胺碘酮的患者应定期复查甲状腺功能。对高度怀疑肺静脉狭窄 / 闭塞者，应在消融 3～6 个月后行 MRI 或 CT 检查。②术后抗凝：因术后早期是血栓形成的高危期，应在术后当天或第 2 天继续应用口服抗凝药物治疗至少 2 个月。围手术期未使用口服抗凝剂，如术后口服华法林治疗，在 INR 达到 2.0 之前，重叠低分子肝素皮下注射。若采用不间断华法林策略，或采用 NOAC 抗凝者，均不需低分子肝素桥接过渡。2 个月后是否继续应用口服抗凝药物，应视患者的血栓栓塞风险而定。鉴于术后有相当比例的房颤复发且无症状，5 年后较高的复发比例，对于 CHA2DS2-VASc 评分 ≥ 2 分者应推荐长期抗凝。③术后抗心律失常药物：对于阵发性房颤患者，术后可使用或不再使用抗心律失常药物；对于持续性房颤患者，建议术后常规应用抗心律失常药物 3 个月，有利于逆转心房重构和维持窦性心律。④术后抑酸治疗：有临床观察提示，房颤射频消融术后，食管内镜检查可能发现不同程度的食管损伤，在经过 2～4 周的抑酸剂治疗后，这些病变则逐渐消散，而心房食管瘘的高发时段又多在术后 2～4 周。因此，术后给予消融损伤广泛者 4 周质子泵抑制剂抑酸治疗是合理的。

2. 常见射频消融术后并发症

（1）血管穿刺部位局部出血、血肿、感染、气胸、形成血栓等；

（2）导管操作并发主动脉瓣返流、心肌穿孔、心包填塞等；

（3）放电消融并发房室传导阻滞、心肌梗死等。

第四节　心内科常用中医特色技术

一、中药药枕

中药药枕是将特定中草药装入布袋制成的枕芯，通过药物的挥发作用以达到某种功效的枕头，是常用的养生保健工具，可防病治病。中医认为头为诸阳之会、精明之府，气血皆上聚于头部，头与全身经络腧穴紧密相连，使用中药药枕可以使药物直接作用于头部，从而治病祛邪，平衡气血，调节阴阳。

1.药物作用：中药药枕中许多药物含大量挥发性物质，可直接作用于局部皮肤黏膜，起到消炎杀菌、扩张血管、镇静止痛、健脑益智的作用，可以调整身心状态，提高机体免疫力，调节内分泌，从而起到综合性调节机体的作用，达到保健养生的目的。

2.理疗特点：中药药枕属中医外治范畴，是中医外治法的重要组成部分，它与内治法并存并行，能弥补内治法之不足。中药药枕只要在睡觉的时候枕在头下即可，药物没有直接接触人体，药物可通过血管、神经和经络对机体起作用，基本无毒性反应，安全可靠，对一些服药困难的患者尤为适宜，安全无毒。

3.适应证：失眠、高血压、冠心病、眩晕等。

4.常用方：①高血压（失眠）：桑叶50g、菊花50g、茺蔚子50g、决明子100g、夏枯草30g。②冠心病：玫瑰花50g、桂花50g、徐长卿100g。③眩晕：菊花50g、桑叶100g、白芷50g、川芎50g、蔓荆子50g、细辛30g、荆芥50g。

二、穴位贴敷

穴位敷贴是选取一定的穴位，贴敷某些药物，刺激腧穴，使特定药物在特定部位得到吸收，发挥明显药理作用的治疗方法。

适应证及常用方、常用穴位：①失眠 组方：吴茱萸 5g、肉桂 5g；取穴：涌泉。②便秘 组方：大黄 3g、枳实 3g、厚朴 3g、冰片 1g；取穴：神阙（敷脐）。③冠心病心绞痛 组方：黑顺片 10g、干姜 6g、肉桂 6g、细辛 3g、檀香 6g、降香 3g、川芎 10g、冰片 5g；取穴：心俞、膻中。④心衰病 组方：川乌 10g、肉桂 5g、细辛 3g、白芥子 3g、川芎 6g、冰片 5g；选穴：心俞、肾俞。⑤高血压 组方：吴茱萸 6g、川芎 10g、薄荷 5g、冰片 5g；取穴：涌泉、神阙（敷脐）。⑥心律失常 组方：吴茱萸 6g、苦参 10g、甘松 10g、肉桂 5g、冰片 5g；取穴：心俞、涌泉。

三、耳穴压丸

耳穴压丸是用胶布将药豆（王不留行籽）或磁珠粘贴于耳穴处，给予适度的揉、按、捏、压，使之产生热、麻、胀痛的刺激感应，达到治疗目的的一种外治法。适应证及常用穴位如下：

1. 高血压：降压点、肝、肾、心、神门、内分泌、皮质下。
2. 冠心病：心、肾、脾、小肠、交感、神门、内分泌。
3. 心绞痛：心、肾、交感、神门、心脏点、小肠、皮质下。
4. 眩晕：心、肝、脾、肾、交感、神门、皮质下。
5. 心悸：心、肺、肾、神门、皮质下、交感、内分泌。
6. 胸闷、胸痛：心、胸、肝、肺、肾上腺、交感、神门。
7. 失眠：心、肝、肾、枕、耳尖、神门、皮质下。
8. 便秘：肺、脾、肾、三焦、大肠、直肠、便秘点。

四、皮内针治疗

皮内针治疗，又称埋针疗法，是将特制的小型针具固定于腧穴的皮内或皮下后留置一定时间，利用其持续刺激作用来治疗疾病的方法。适应证及常用穴位如下：

1. 高血压：肝俞、胆俞、三阴交。
2. 冠心病：神门、内关、心俞。
3. 便秘：腹结（左）、天枢、支沟、大肠俞、上巨虚。

4. 心悸：神门、内关、膻中、足三里。

5. 失眠：神门、内关、心俞、脾俞。

6. 眩晕：内关、大椎、血海。

7. 头痛：太阳、太冲、太溪。

8. 抑郁：太冲、合谷、神门、肝俞。

五、超声药物导入

超声药物导入是通过超声波扩张血管，改善供血状况，扩张毛孔，使大分子药物更好地导入及吸收的一种方法。它可以提高治疗部位细胞膜的通透性，改善血液循环，促使细胞修复过程的发生和发展，预防并解除痉挛及促进毛细血管网开放。人体神经和体液系统对超声波的作用具有较强的敏感性，因此，超声药物导入能调节人体的内环境，促进侧支循环的建立，利于血瘀的吸收。

适应证：心悸气短，头晕，咳嗽气喘，失眠，便秘，呕吐，消化不良，各个关节部位及软组织损伤引起的疼痛等。

六、中药膏摩

中药膏摩是将中药膏剂涂于体表的治疗部位上，再施以按摩，以发挥药物和按摩的综合治疗作用来防治疾病的方法。

作用：疏通经络，调和气血，消炎解痛，化瘀散结。

适应证：静脉炎，术后皮下瘀血、肿胀，药物外渗导致肢体疼痛等。

常用方包括：①静脉炎：黄芩 20g、黄柏 20g、大黄 20g、乳香 10g、没药 10g。②心绞痛：荜茇 30g、细辛 5g、高良姜 15g、檀香 15g、冰片 8g。

参考文献

1. 刘国梁，何权瀛. 呼吸困难诊断、评估与处理的专家共识 [J]. 中华内科杂志，2014, 53(4): 337-341.

2. Parshall MB, Schwartzstein RM, Adams L, et al. An Official American Thoracic Society Statement: Update on the Mechanisms, Assessment, and Management of Dyspnea. [J] Am J Respir Crit Care Med, 2012, 185: 435-452.

3. 陈文彬，潘祥林. 诊断学(第 8 版)[M]. 北京：人民卫生出版社，2013: 13-15.

4. 丁荣晶，胡大一，布艾加尔·哈斯木，等. 中国心脏康复与二级预防指南 2018 精要 [J]. 中华内科杂志，2018, 57(11): 802-810.

5. 陈灏珠，钟南山，陆再英. 内科学（第 8 版）[M]. 北京：人民卫生出版社，2016: 257-269.

6. 张新超，马青变，于学忠，等. 中国急性心力衰竭急诊临床实践指南 (2017) [J]. 中华急诊医学杂志，2017, 26(12): 1347-1357.

7. Knstantinides SV, Torbicki A, Agnelli G, et a1.2014 ESC Guidelines on the diagnosis and management of acute pulmonary embolism[J].Eur Heart J, 2014, 35(43): 3033-3069.

8. 重组人脑利钠肽多中心研究协作组. 重组人脑利钠肽治疗心力衰竭安全性和疗效的开放性随机对照多中心临床研究 [J]. 中华心血管病杂志，2011, 39(4): 305-308.

9. 黄从新，张澍，黄德嘉，等. 心房颤动：目前的认识和治疗的建议 2018[J]. 中国心脏起搏与心电生理杂志，2018, 32(4): 315-368.

10. 齐书英，王冬梅.2019AHA/ACC/HRS 心房颤动患者管理指南更新 [J]. 中国循证心血管医学杂志，2019, 11(6): 641-646.

11. 周仲瑛，金实. 中医内科学（第 2 版）[M]. 北京：中国中医药出版社，2007：297-302，126-144.

中英文缩略语

缩略语	缩略语	中文全称
ACS	Acute coronary syndrome	急性冠状动脉综合征
AMI	Acute myocardial infarction	急性心肌梗死
ACEI	Angiotensin converting enzyme inhibitors	血管紧张素转换酶抑制剂
ARBs	Angiotensin receptor blocker	血管紧张素受体拮抗剂
ASCVD	Arteriosclerotic cardiovascular disease	动脉硬化性心血管疾病
AHF	Acute heart failure	急性心力衰竭
ADHF	Acute decompensated heart failure	慢性心衰急性失代偿
AF	Atrial fibrillation	心房颤动 / 房颤
AVB	Atrioventricular block	房室传导阻滞
BMI	Body Mass Index	身体质量指数 / 体质指数
BNP	B-type natriuretic peptides	B 型钠尿肽
CABG	Coronary artery bypass grafting	冠状动脉旁路移植术
CTn	Cardrac tropoin	肌钙蛋白
CRRT	Continuous renal replacement therapy	连续肾脏替代疗法
CAG	Coronary angiography	冠状动脉造影术
ECMO	Extracorporeal membrane oxygenation	体外膜肺氧合
FMC	First medical contact	首次医疗接触
GRACE	Global registry of acute coronary events	全球急性冠状动脉事件注册

续表

缩略语	缩略语	中文全称
Hs-cTn	Hyper sensitive cardiac troponin	高敏肌钙蛋白
IABP	Intra-aortic balloon counterpulsation	主动脉内球囊反搏术
IPPV	Invasive positive pressure ventilation	有创机械通气
ISR	In-stent restenosis	支架内再狭窄
IRA	Infarct-related artery	梗死相关血管
ICD	Implantable cardioverter defibrillator	植入式心律转复除颤器
LDL-C	Low density lipoprotein chesterol	低密度脂蛋白胆固醇
MACE	Major adverse cardiovascular events	主要心血管不良事件
NSTEMI	Non-ST segment elevation myocardial infarction	非 ST 段抬高型心肌梗死
NIPPV	Non-invasive positive pressure ventilation	无创正压通气
PCI	Percutaneous coronary intervention	经皮冠状动脉介入治疗
STEMI	ST segment elevation myocardial infarction	ST 段抬高型心肌梗死
UA	Unstable angina	不稳定型心绞痛
UCG	Ultrasound cardiogram	超声心动图

附表和附图

附表 1　国际通用推荐类别

推荐类别	
Ⅰ 类	已证实和（或）一致认为有益和有效
Ⅱ 类	疗效的证据尚不一致或存在争议，其中相关证据倾向于有效的为Ⅱa 类，尚不充分的为Ⅱb 类
Ⅲ 类	已证实或者一致认为无用或者无效，甚至可能有害

附表 2　国际通用证据水平

证据水平	
A 级	证据来自多项随机对照临床试验或者多项荟萃分析
B 级	证据来自单项随机对照临床试验或非随机研究
C 级	证据来自小型研究或专家共识

附表 3　影响高血压患者心血管预后的重要因素

心血管危险因素	靶器官损害	伴发临床疾病
·高血压（1~3）级 ·男性＞ 55 岁；女性＞65 岁 ·吸烟或被动吸烟 ·糖耐量受损（2h 血糖 7.8 ~ 11.0 mmol/L）和（或）空腹血糖异常（6.1 ~ 6.9mmol/L）	·左心室肥厚 心电图：Sokolow_Lyon 电压 ＞ 3.8mV或 Cornell 乘积 ＞244mV·ms 超声心动图 LVMI：男 ≥ 115g/m^2，女 ≥95g/m^2 ·颈动脉超声IMT ≥ 0.9mm 或动脉粥样斑块	·脑血管病 脑出血 缺血性脑卒中 短暂性脑缺血发作 ·心脏疾病 心肌梗死史 心绞痛 冠状动脉血运重建 慢性心力衰竭 心房颤动 ·肾脏疾病 糖尿病肾病

（续表）

心血管危险因素	靶器官损害	伴发临床疾病
·血脂异常 TC ≥ 5.2mmol/L（200mg/dl）或 LDL_C ≥ 3.4 mmol/L（30 mg/dl）或 HDL_C < 1.0 mmol/L（40mg/dl） ·早发心血管病家族史（一级亲属发病年龄 < 50 岁） ·腹型肥胖（腰围：男性 ≥ 90cm，女性 ≥ 85cm）或肥胖（BMI ≥ 28kg/m²） ·高同型半胱氨酸血症（≥ 15μmol/L）	·颈—股动脉脉搏波速度 ≥ 12m/s（*选择使用） ·踝/臂血压指数 < 0.9（*选择使用） ·估算的肾小球滤过率降低[eGFR30 ~ 59mL/（min·1.73m²）]或血清肌酐轻度升高：男性 115 ~ 133μmol/L（1.3 ~ 1.5mg/dl），女性 107 ~ 124μmol/L（1.2 ~ 1.4mg/dl） ·微量白蛋白尿：30 ~ 300mg/24h 或白蛋白/肌酐比：≥ 30mg/g（3.5 mg/mmol）	·肾功能受损包括 eGFR < 30 mL/（min·1.73m²）血肌酐升高：男性 ≥ 133μmol/L（1.5mg/dl），女性 ≥ 124μmol/L（1.4mg/dl）；蛋白尿（≥ 300mg/24h） ·外周血管疾病 ·视网膜病变出血或渗出视乳头水肿 ·糖尿病新诊断：空腹血糖 ≥ 7.0 mmol/L（126 mg/dl）餐后血糖 ≥ 11.1 mmol/L（200 mg/dl）已治疗但未控制：糖化血红蛋白：（HbAlc）≥ 6.5%

注：TC：总胆固醇；LDL_C：低密度脂蛋白胆固醇；HDL_C：高密度脂蛋白胆固醇；LVMI：左心室重量指数；IMT：颈动脉内膜中层厚度；BMI：体质指数

附表 4　GRACE 的危险评分

Killip 分级	得分	收缩压 (mmHg)	得分	心率 （次/分）	得分	年龄 （岁）	得分	肌酐 （μmol/L）	得分	危险 因素	得分
I	0	< 80	58	< 50	0	< 30	0	0~34	1	院前心 脏骤停	39
II	20	80~99	53	50~69	3	30~39	8	35~69	4	ST 段 下移	28
III	39	100~119	43	70~89	9	40~49	25	70~104	7	心肌酶 升高	14
IV	59	120~139	34	90~109	15	50~59	41	105~139	10		
		140~159	24	110~149	24	60~69	58	140~174	13		
		160~199	10	150~199	38	70~79	75	175~349	21		
		> 200	0	> 200	46	80~89	91	> 350	28		
						≥ 90	100				

附表 5　GRACE 危险评分结果解读

NSTE-ACS			STEMI		
GRACE 评分	危险 级别	住院期间死亡 风险（%）	GRACE 评分	危险 级别	住院期间死亡 风险（%）
1~108	低危	< 1	49~125	低危	< 2
109~140	中危	1~3	126~154	中危	2~5
141~372	高危	> 3	155~319	高危	> 5
GRACE 评分	危险 级别	出院后6个月 死亡风险（%）	GRACE 评分	危险 级别	出院后6个月 死亡风险（%）
1~88	低危	< 3	27~99	低危	< 4.4
89~118	中危	3~8	100~127	中危	4.5~11
119~263	高危	> 8	128~263	高危	> 11

附表 6　不同他汀药物降低 LDL-C 的水平

LDL-C 降幅 %	瑞舒伐他汀®	阿托伐他汀	辛伐他汀	氟伐他汀	匹伐他汀	洛伐他汀
30%	—	—	10 mg	40 mg	1 mg	20 mg
38%	—	10 mg	20 mg	80 mg	2 mg	40/80 mg
41%	5 mg	20 mg	40 mg		4 mg	80 mg
47%	10 mg	40 mg	80 mg	—	—	—
55%	20 mg	80 mg	—	—	—	—

附表 7　NSTE-ACS 危险性评估与介入性策略

推荐意见	建议分类	证据级别
极高危缺血患者，包括：心源性休克或血流动力学不稳定；危及生命的心律失常或心脏骤停；心肌梗死机械性并发症；急性心力衰竭伴难治性心绞痛和 ST 段改变；再发 ST-T 动态改变，尤其伴有间歇性 ST 段抬高 建议紧急介入策略（< 2 h）	I	C
高危缺血患者，包括：cTn 动态改变；ST 段或 T 波动态演变；GRACE 评分 > 140 分 建议早期介入策略（< 24 h）	I / I	A / A
中危缺血患者，包括：糖尿病；肾功能不全，估算肾小球滤过率（eGFR）< 60 mL/(min·1.73m²)；左心室功能下降（左心室射血分数 < 40%）或充血性心力衰竭；早期心肌梗死后心绞痛；近期行 PCI 治疗；既往行 CABG 治疗；109 分 < GRACE 评分 < 140 分；无创检查时反复出现缺血症状 建议介入策略（< 72 h）	I	A
对无症状的低危患者，先行无创性检查（如负荷试验、心脏超声等），寻找缺血证据，再决定是否采用介入策略	I	A

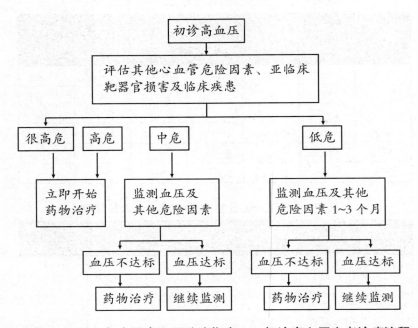

附图 1：2018 年中国高血压防治指南——初诊高血压患者诊疗流程

　　注：动态血压的高血压诊断标准为白昼平均 SBP ≥ 135 mmHg，或 DBP ≥ 85 mmHg，夜间平均 SBP ≥ 130 mmHg，或 DBP ≥ 80 mmHg；家庭血压平均 SBP ≥ 135 mmHg，或 DBP ≥ 85 mmHg。中危且血压 ≥ 160/110 mmHg，应立即启动药物治疗。

模拟题示例及参考答案

附 1

第一部分　共用题

A2 型

1. 患者男性，48 岁。突发血压升高，血压 200/100 mmHg，伴头痛、恶心、视物模糊。查体见眼底出血。首选药物是

    A. 卡托普利　　　　　B. 硝普钠　　　　　　C. 普萘洛尔

    D. 硝苯地平　　　　　E. 托拉塞米

2. 患者患风湿性心脏病 20 年，劳累后自觉心悸、气短，3 个月前诊断为慢性心力衰竭，口服地高辛、氢氯噻嗪，现患者自觉乏力、气短加重，心电图示频发室性早搏。以下治疗不正确的是

    A. 停用地高辛　　　　B. 加用利多卡因　　　C. 停用氢氯噻嗪

    D. 加用呋塞米　　　　E. 补钾

3. 患者 60 岁，冠心病病史 10 年。2 天前行腰椎手术后补液 1000 mL 后，突发呼吸困难，端坐呼吸，咳嗽，咳粉红色泡沫痰，心率 120 次 / 分，双肺底湿啰音。诊断为

    A. 肺部感染　　　　　B. 肺栓塞　　　　　　C. 急性左心衰

    D. 哮喘　　　　　　　E. 自发性气胸

4. 患者女性，80 岁。因突发胸痛伴喘憋 3 小时入院，心电图示 II、III、aVF 导联 ST 抬高，cTNI、CK–MB 升高，查体：体温 36.8℃，呼吸 20 次 / 分，血压 190/90 mmHg，心率 110 次 / 分，患者入院后突发呼吸困难、咳喘，端坐呼吸，大汗，双下肢水肿，以下哪种药物不宜应用

    A. 呋塞米　　　　　　B. 吗啡　　　　　　　C. 硝普钠

    D. 美托洛尔　　　　　E. 硝酸甘油

A3 型

患者男性，54 岁。既往高血压病病史 10 年，2 小时前因琐事吵架后，出现明显头痛、烦躁、眩晕、恶心。查体：血压 220/110 mmHg，心率 100 次 / 分。肝脾未触及，病理征阳性。

5. 可能诊断

A. 甲亢　　　　　　　B. 急性脑梗死　　　　C. 脑出血

D. 急性心肌梗死　　　E. 高血压危象

6. 目前应立即应用的药物

A. 甘露醇　　　　　　B. 硝普钠静脉给药　　C. 呋塞米

D. 吗啡　　　　　　　E. 地塞米松

7. 经急诊处理后患者血压 142/96 mmHg，自觉头痛，以巅顶部明显，患者要求中药配合治疗，首选方剂为

A. 芎芷石膏汤　　　　B. 羌活胜湿汤　　　　C. 吴茱萸汤

D. 加味四物汤　　　　E. 半夏白术天麻汤

患者男性，65 岁。时有头痛、头晕、心慌，患高血压 6 年，最高血压 180/90 mmHg，心电图示左心室高电压，尿常规示蛋白 1+，眼底检查示视网膜动脉狭窄。舌暗有瘀斑，脉细涩。

8. 患者诊断

A. 临界高血压　　　　B. 高血压 2 级　　　　C. 高血压 3 级

D. 单纯收缩期高血压　E. 白大衣高血压

9. 中医治疗首选方剂

A. 归脾汤　　　　　　　B. 半夏白术天麻汤　　C. 左归丸

D. 通窍活血汤　　　　　E. 川芎茶调饮

10. 患者突发对侧肢体麻木，查体见左侧肌力 IV 级，此时应检查

A. 心电图　　　　　　B. 肌电图　　　　　　C. 脑 CT

D. 冠脉造影　　　　　E. 超声心动

患者男性，60 岁。心悸、乏力、气短，伴汗出，面色苍白，畏寒怕风，舌质淡，苔白，脉沉迟。心电图示窦性 P 波，P–P 间期规律，

P 波与 QRS 波群无关，P 波 80 次 / 分，QRS 波群 30 次 / 分

11. 可能诊断为

A. 病窦综合征　　　B. 窦性停搏　　　C. 二度 II 型房室传导阻滞

D. 三度房室传导阻滞　　　　　　　E. 窦房传导阻滞

12. 最恰当的治疗

A. 静推阿托品　　　B. 人工心脏起搏器　　　C. 静点异丙肾上腺素

D. 静点盐酸胺碘酮　　　　　　　　E. 静推肾上腺素

患者男性，30 岁。阵发心悸 2 年，每次突发持续 30 分钟左右，查体：发作时心率 190 次 / 分，律齐，心电图示 QRS 波正常，P 波不明显。口苦，大便秘结，小便短赤，舌质红，苔黄腻，脉弦滑。

13. 中医辨证

A. 心悸，水饮凌心　　　B. 心悸，心虚胆怯　　　C. 心悸，心血亏虚

D. 心悸，阴虚火旺　　　E. 心悸，痰火扰心

14. 西医诊断

A. 室颤　　　　　　　B. 房颤　　　　　　　C. 心房扑动

D. 阵发性室上性心动过速　　　E. 阵发性室性心动过速

15. 中医首选方剂

A. 归脾汤　　　　　　B. 黄连温胆汤　　　　C. 天王补心丹

D. 安神定志丸　　　　E. 苓桂术甘汤

患者男性，50 岁。高血压病病史 10 年，未规律用药，血压最高达 200/100 mmHg；持续性房颤 2 年。一天前因呼吸道感染至急诊静点抗生素，速度较快，1 小时后突发呼吸困难，端坐呼吸，双下肢水肿，双肺底可闻及湿啰音，心电图示快速房颤。

16. 患者最可能的诊断

A. 急性心肌梗死　　　B. 急性左心衰　　　C. 急性肺栓塞

D. 不稳定型心绞痛　　　E. 心肌炎

17. 目前发病的最可能诱因

A. 感染　　　　　　　B. 心律失常　　　　　C. 过劳

D. 血容量增加　　　　E. 电解质紊乱

18. 以下处理方式中，最合理的是

A. 哌替啶、呋塞米、阿替洛尔　　B. 吗啡、地塞米松、氢氯噻嗪

C. 吸氧，氨茶碱、地高辛　　　　D. 吗啡、多巴酚丁胺、普萘洛尔

E. 坐位，呋塞米、西地兰

患者男性，70 岁。反复心前区疼痛 2 年就诊，现心前区憋闷，随情绪加重，伴脘腹胀满，舌质暗红，苔薄腻，脉弦细，门诊初步诊断为冠心病心绞痛。

19. 明确患者诊断，需完善哪项检查

A. 冠脉 CT　　　　　　B. 心电图　　　　　　C. 运动试验

D. 24 小时动态心电图　　　　　　　　　E. 冠脉造影

20. 中医诊断为胸痹，辨证为

A. 心血瘀阻　　　　　　B. 心肾阴虚　　　　　　C. 寒凝心脉

D. 气滞血瘀　　　　　　E. 痰浊闭阻

21. 根据证型，最合适的治法是

A. 益气养阴，活血通脉　　　　B. 辛温散寒，宣通心阳

C. 疏肝理气，活血通络　　　　D. 温补心阳，通络散寒

E. 滋阴降火，养心通络

患者男性，60 岁。2 年来胸前区憋闷反复发作，活动后加重，自服硝酸甘油后约 1 分钟可缓解，发作时心电图示 $V_1 \sim V_4$ 导联 ST 段压低。患者舌质紫暗，苔薄，脉弦涩。

22. 诊断为

A. 劳力型心绞痛　　　　B. 不稳定型心绞痛　　　　C. 心肌梗死

D. 主动脉夹层　　　　　E. 心肌炎

23. 中医辨证

A. 痰浊闭阻　　　　　　B. 气滞心胸　　　　　　C. 寒凝心脉

D. 湿热内蕴　　　　　　E. 心血瘀阻

24. 首选方剂

A. 血府逐瘀汤　　　　　B. 瓜蒌薤白白酒汤　　　　C. 身痛逐瘀汤

D. 柴胡疏肝散　　　　　E. 生脉散

A4 型

刘某，女性，38 岁。既往阵发性房颤病史 3 年，1 小时前因心慌、憋气至急诊，心电图示宽 QRS 心动过速，R-R 间期绝对不齐，心率 190 次 / 分，血压 90/75 mmHg

25. 目前诊断

A. 心室颤动 　　　　　　 B. 阵发性室上性心动过速

C. 窦性心动过速 　　　　 D. 心房颤动伴预激综合征

E. 阵发性室性心动过速

26. 急诊应予

A. 电复律 　　　　　　 B. 多巴胺 　　　　　　 C. 静点地尔硫卓

D. 静脉注射毛花苷 C 　 E. 食管调搏

27. 进一步治疗应予

A. 射频消融 　　　　　 B. 口服地高辛 　　　　 C. 口服普罗帕酮

D. 口服胺碘酮 　　　　 E. 心脏起搏器植入

28. 患者心悸，午后自觉潮热，头晕耳鸣，急躁易怒，舌质红，无苔，脉细，中医治疗首选

A. 黄连温胆汤 　　　　　　　　　　　 B. 苓桂术甘汤

C. 六味地黄丸合交泰丸 　　　　　　　 D. 八珍汤

E. 天王补心丹合朱砂安神丸

患者男性，40 岁。既往高血压、高脂血症病史 10 年余，未规律用药。熬夜工作后突发胸痛、憋闷感，急诊考虑急性心肌梗死

29. 在救治过程中，需随时监测

A. 心电图 　　　　　　 B. 血小板 　　　　　　 C. 血沉

D. 血压 　　　　　　　 E. 谷氨酸氨基转移酶

30. 发病早期，最积极有效地限制梗死面积的治疗措施是

A. 溶栓 　　　　　　 B. 抗血小板治疗 　　　　 C. 绝对卧床

D. 尽快开通梗死血管 　 E. 口服硝酸甘油

31. 若患者入院后发生晕厥，且心室率为 38 次 / 分，律齐，心电图提示三度房室传导阻滞，首选治疗为

A. 人工起搏器植入 　 B. 异丙肾上腺素 　　　 C. 阿托品

D. 麻黄素 　　　　　　E. 胺碘酮

32. 患者入院后坚持保守治疗，三天后出现喘憋、泡沫痰，夜间阵发性呼吸困难，不能平卧，考虑诊断

A. 肺气肿 　　　　　B. 急性支气管炎 　　　C. 急性心包炎

D. 急性心力衰竭 　　　E. 肺部感染

患者女性，40岁。剑突下疼痛反复发作半年，活动或饱餐后明显，持续4分钟左右后自行缓解。一周前在睡眠中发作，一周以来发作较前明显频繁，静息状态下亦发作，自行含服硝酸甘油无缓解。1小时前看电视时突发疼痛，伴胸闷，大汗。

33. 首先考虑诊断

A. 急性心肌梗死 　　　B. 胸主动脉夹层 　　　C. 自发性气胸

D. 急性胰腺炎 　　　　E. 肺栓塞

34. 现明确诊断需行

A. 心电图 　　　　　B. 胸部 CT 　　　　　C. 超声心动图

D. 心肌酶检测 　　　　E. 胸部 X 线

35. 心电图示 V_2-V_5 导联 ST 段弓背抬高，首选药物治疗为

A. 静点肝素 　　　　B. 口服卡托普利 　　　C. 皮下注射吗啡

D. 静点硝酸甘油 　　　E. 溶栓

36. （假设）经治疗后患者胸痛较前明显减少，但偶有气短、乏力，活动后心悸，面色白，怕冷，舌质淡，苔白，脉弱。首选中医治疗为

A. 疏肝理气，宁心安神 　　　　B. 补血养心，益气安神

C. 镇惊定志，养心安神 　　　　D. 温补心阳，安神定悸

E. 滋阴清火，养心安神

X 型

37. 完全性房室传导阻滞特点

A. P-P 间期和 R-R 间期有各自的规律性

B. P 波与 QRS 波群有传导关系

C. P 波频率较 QRS 波群频率快

D. 室性逸搏心律的 QRS 波群宽大畸形

E. 心室起搏点通常在阻滞部稍下方

38. 房颤的治疗原则为

A. 对因治疗　　　　　　B. 抗凝治疗　　　　　　C. 控制心室率

D. 转复并维持窦性心律　　　　　　E. 直流电非同步电复律

39. 不稳定型心绞痛发作特点为

A. 发作频率提高　　　　B. 疼痛程度加重

C. 含服硝酸甘油无效　　D. 持续时间不变　　　E. 发作诱因改变

40. 以下属于冠心病二级预防的是

A. β 受体阻滞剂　　　　B. 戒烟　　　　　　　C. 口服阿司匹林

D. 控制血压　　　　　　E. 口服利尿剂

第二部分　内科专业

A2 型

41. 患者男性，高血压 2 年余，未规律用药，午后自觉头痛，血压 150/100 mmHg，心电图示窦性心律，心率 110 次 / 分，首选降压药为

A. 依那普利　　　　　　B. 硝苯地平　　　　　　C. 氯沙坦

D. 利血平　　　　　　　E. 美托洛尔

42. 患者女性，60 岁。2 型糖尿病病史 10 年，高血压病病史 5 年。现测血压 150/90 mmHg，24 小时尿蛋白 2.4 g，血肌酐 121 μmol/L，视物模糊，双足麻木，首选降压药为

A. 厄贝沙坦　　　　　　B. 特拉唑嗪　　　　　　C. 硝苯地平缓释片

D. 苯磺酸氨氯地平　　　E. 吲达帕胺

43. 患者男性，63 岁。高血压病病史 10 年，最高血压 140/100 mmHg，糖尿病、高脂血症病史 3 年，均未规律用药，吸烟 10 年。就诊时血压 180/100 mmHg，超声心动图示左心室肥大，左心室收缩功能降低。高血压分级为

A. 高血压二级 高危组　　　　B. 高血压二级 很高危

C. 高血压三级 中危组　　　　D. 高血压三级 高危组

E. 高血压三级 很高危

44. 患者女性，40 岁。失眠，伴心悸，多梦，偶有心悸致惊醒，

咽干欲饮水，潮热盗汗，月经不调，舌质红，少苔，脉细数。治法应为

　　A. 益气镇惊，安神定志　　　B. 清热泻火，养心安神

　　C. 补益心脾，养血安神　　　D. 疏肝泻火，镇静安神

　　E. 滋阴清火，交通心肾

　　45. 患者男性，60岁。既往慢性心力衰竭3年，现自觉心悸，气短，乏力，口唇青紫，舌质紫暗，脉细涩。辨证为

　　A. 气阴两虚　　　　　B. 气虚血瘀　　　　　C. 心肾不交

　　D. 心肺气虚　　　　　E. 阳虚饮停

　　46. 患者女性，50岁。因急性心肌梗死入院，现出现心力衰竭，且心尖区可闻及收缩中晚期喀喇音和收缩期吹风样杂音，提示

　　A. 并发室间隔穿孔　　　　B. 并发室壁瘤

　　C. 并发感染性心内膜炎　　D. 并发心包炎

　　E. 并发乳头肌功能不全

　　47. 患者女性，近期因劳累后自觉心前区疼痛，伴胸闷，心烦，失眠，腰膝酸软，大便干，舌质红，苔花剥，脉细，首选方剂为

　　A. 血府逐瘀汤　　　　B. 生脉饮合人参养荣汤

　　C. 柴胡疏肝散　　　　D. 六味地黄丸合交泰丸

　　E. 天王补心丹合炙甘草汤

　　48. 患者男性，70岁。2小时前因持续胸前区疼痛伴大汗、呕吐入院，查体：血压80/60 mmHg，心率40次/分，律齐，心电图提示右心室梗死，以下处理不合理的是

　　A. 止吐、镇痛　　　　B. 直接行冠状动脉介入术

　　C. 静点硝酸甘油　　　D. 补液　　　　　　E. 阿托品肌注

　　49. 心肌梗死的"损伤型"心电图改变主要表现为

　　A. 病理性Q波　　　　B. ST段抬高　　　　C. T波对称

　　D. T波直立高耸　　　E. R波低电压

　　50. 患者女性，42岁。平素心胸憋闷，时有胀痛，偶有脘腹胀满，一日前与人争吵后症状加重，舌质红，苔薄白，脉弦细，中医诊断为胸痹，辨证考虑

　　A. 心血瘀阻　　　　B. 寒凝心脉　　　　C. 气阴两虚

　　D. 气滞心胸　　　　E. 痰浊闭阻

51. 患者女性，60 岁。近一月来，休息时自觉心悸，气短，端坐呼吸，咳吐白色泡沫痰。血压 150/80 mmHg，双肺底可闻及少量湿啰音，颈静脉怒张，心尖部闻及舒张期奔马律，双下肢水肿。诊断为

　　A. 左心衰，NYHA I 级　　　B. 左心衰，NYHA II 级
　　C. 右心衰，NYHA IV 级　　D. 左心衰，NYHA III 级
　　E. 右心衰，NYHA III 级

A4 型

患者男性，60 岁。既往冠心病病史 8 年余，就诊当日晨起自觉心痛如绞，手足厥冷，伴冷汗，心悸，气短，舌质淡，苔薄白，脉微欲绝。

52. 中医诊断及辨证为

　　A. 胸痹，心血瘀阻　　　B. 胸痹，气滞心胸　　C. 真心痛，正虚阳脱
　　D. 真心痛，寒凝心脉　　E. 真心痛，气虚血瘀

53. 治法为

　　A. 活血化瘀，通脉止痛　　　　B. 益气活血，通脉止痛
　　C. 温补心阳，散寒通脉　　　　D. 疏肝理气，活血通络
　　E. 回阳救逆，益气固脱

54. 首选方剂为

　　A. 四逆加人参汤　　　B. 当归四逆汤　　　　C. 右归饮
　　D. 瓜蒌薤白半夏汤　　E. 柴胡疏肝散

55. （假设）患者入院后 2 小时确诊为心肌梗死，目前最有效限制梗死面积的措施为

　　A. 溶栓　　　　　　B. 抗血小板治疗　　　C. 开通梗死血管
　　D. 抗感染治疗　　　E. 静脉应用硝酸甘油

患者男性，60 岁。吸烟 20 年，患高血压病 10 年、糖尿病 10 年，均未规律用药。2 小时前睡眠中突发胸痛，呼吸急促伴大汗，至急诊，血压 180/110 mmHg，双下肢水肿。

56. 目前需随时监测

　　A. 血小板　　　　　B. 心肌酶　　　　　C. 血常规

D. 肝、肾功能　　　　　　E. 离子

57. 为明确诊断，不必检查

A. 心肌损伤标志物　　B. 血气分析　　　　　C. 尿常规

D. 血凝检测　　　　　　E. D– 二聚体

58. 若心电监护突然出现心室率 38 次 / 分，律齐，心电图提示三度房室传导阻滞，应首选

A. 麻黄素　　　　　　　B. 异丙肾上腺素　　　C. 肾上腺素

D. 起搏器植入　　　　　E. 多巴胺

59. 如患者突发胸前区剧烈、撕裂样疼痛，双侧血压压差超过 30 mmHg，考虑

A. 气胸　　　　　　　　B. 心包填塞　　　　　C. 主动脉夹层

D. 肺栓塞　　　　　　　E. 急性心包炎

X 型

60. 以下符合"惊悸"表现的是

A. 多由久病、体虚、心气受损所致　　　B. 可兼见其他脏腑症状

C. 多与情绪有关　　D. 阵发，病情较轻　　E. 不受精神因素影响

61. 患者男性，20 岁。腹泻 7 天后出现心悸，心电图示频发室性期前收缩，下列哪些符合室性早搏的心电图表现

A. 提前出现宽大畸形 QRS 波　　　B. T 波方向与 QRS 波群相反

C. 完全代偿间歇　　　　　　　　D. 室性融合波

E. QRS 波群前出现倒置 P 波

62. 下列哪些是心力衰竭的发病因素

A. 冠心病　　　　　　　B. 风湿性心脏病　　　C. 高血压

D. 心肌病　　　　　　　E. 糖尿病

简答题

63. 惊悸与怔忡的区别。

64. 简述急性左心衰的主要临床表现及抢救措施。

65. 胸痹与悬饮的鉴别。

66. 胸痹心血闭阻证的临床表现、病机、治法方药。

病例分析

67. 患者男，47 岁。诉高血压病病史 7 年余，平素血压 140 ~ 160/80 ~ 100 mmHg。一日前情绪激动后自觉头痛，眩晕，心烦，失眠，口苦。舌质红，苔薄黄，脉沉弦。查体：血压 170/100 mmHg。

①中、西医诊断。

②中医类证鉴别、西医鉴别诊断。

③进一步需完善哪些检查。

④中医治法及方药。

⑤西医诊疗方案。

68. 患者女性，50 岁。反复心前区疼痛半年入院，每次疼痛持续约 10 分钟可自行缓解，心电图示 I、II、aVF、V_5、V_6 导联 ST 段水平压低，T 波双向。患者发病时胸闷喘憋，痛有定处，善太息，随情绪变化发作显著，舌质红，苔薄，脉弦。既往高血压、糖尿病病史 10 年，有冠心病家族史。

①中、西医诊断。

②中医类证鉴别及西医鉴别诊断。

③进一步需完善哪些检查。

④中医治法及方药。

⑤西医治疗方案。

69. 患者有 2 年冠心病病史，每劳累后阵发心前区疼痛，每月发病十余次，每次疼痛 2 分钟左右，自行含服硝酸甘油可缓解。近一月来，平静时自觉胸部疼痛、憋闷，发作频率较往常增高，含服硝酸甘油症状缓解不明显。自觉心中抑郁，两胁胀满，夜眠差，舌质紫暗，少苔，脉沉涩。

①目前中、西医诊断。

②现中医类证鉴别及西医鉴别诊断。

③进一步需完成哪些检查。

④中医治法及方药。

⑤西医治疗方案。

70. 患者女性，56 岁。心悸反复发作 2 年余，近一月来持续发作，并伴胸闷、气短、头晕乏力、饮食减少。查体：血压 160/70

mmHg，心率 130 次 / 分，脉搏 108 次 / 分，心律绝对不齐，心音不等，未闻及杂音。舌质淡红，苔薄，脉细。既往高血压 4 年余。

①中、西医诊断。

②中医类证鉴别及西医鉴别诊断。

③进一步需完善哪些检查。

④中医治法及方药。

⑤西医治疗方案。

附2　参考答案

1.B	2.D	3.C	4.D	5.E
6.B	7.C	8.C	9.D	10.C
11.D	12.B	13.E	14.D	15.B
16.B	17.D	18.E	19.E	20.D
21.C	22.A	23.E	24.A	25.D
26.C	27.A	28.C	29.A	30.D
31.A	32.D	33.A	34.D	35.E
36.D	37.ACDE	38.ABCD	39.ABCE	40.ABCD
41.E	42.A	43.E	44.E	45.B
46.E	47.D	48.C	49.B	50.D
51.C	52.C	53.E	54.A	55.C
56.B	57.C	58.D	59.C	60.ABCD
61.ABCD	62.ABCD			

63. 惊悸多与情绪有关，可由惊恐、忧思、愤怒、悲哀或过度紧张诱发，多为阵发性，病情较轻，以实证为主，一般可自行缓解，正常时如常人；怔忡多由久病、体虚、心脏器质性疾病所致，无明显诱因时亦可发作，常伴有持续的心悸，心中惕惕不可自控，活动后加重，一般多为虚证或虚中夹实。病情较重，可兼见脏腑虚损的症状，惊悸日久不愈可发展成怔忡。

64. 临床表现：突发呼吸困难，强迫坐位，面色灰白、发绀，大汗，烦躁，咳嗽伴粉红色泡沫痰。严重者可因缺氧而致神志模糊，血压可下降至休克。查体：听诊双肺满布湿性啰音和哮鸣音，心尖部第一心音减弱，心率加快，伴舒张早期第三心音奔马律，肺动脉瓣第二心音亢进。治疗：端坐位；鼻导管或面罩吸氧；镇静；利尿；血管扩张剂降低心脏前、后负荷；洋地黄类药物；氨茶碱解除气管痉挛；无创或有创呼吸机辅助通气；血液滤过等；病情平稳后积极治疗原发病。

65. 二者均表现为胸痛。胸痹为胸前区刺痛，痛处固定不移，可向左肩或左臂放射。常因受寒、饱餐、情绪激动、劳累等诱因发作，发作时间短，休息或用药后可缓解。悬饮主要表现为胸胁胀满，持续不缓解，随呼吸、活动加重，一般伴有咳嗽、咯痰等肺系疾病表现。

66. 临床表现：心胸疼痛，痛有定处，入夜为甚，甚则胸痛彻背，背痛彻心，或痛引肩背，伴有胸闷，日久不愈，可因劳累、暴怒加重，舌质紫暗，苔薄，脉弦涩。病机：血瘀脉道，痹阻胸阳，心脉不畅。治法：活血化瘀，通脉止痛。方药：血府逐瘀汤加减（组成略）。

67. ①中医诊断：头痛，肝阳上亢证。

西医诊断：原发性高血压。

②中医类证鉴别：与眩晕相鉴别，二者可单独出现，也可同时出现。头痛病因有外感、内伤两种因素，眩晕以内伤为主。临床表现方面，头痛以实证为主，眩晕多为虚证。

西医鉴别诊断：应与继发性高血压鉴别，后者为其他疾病继发，如原发性醛固酮增多症、嗜铬细胞瘤、皮质醇增多症等。

③进一步检查：完善血生化、超声心动图、24小时动态血压、尿蛋白定量及眼底检查等。

④中医治疗：平肝潜阳，方用天麻钩藤饮加减（方药略）。

⑤西医治疗：在干预生活方式、控制危险因素基础上加用降压药，遵循小剂量、优先选择长效制剂、联合用药、个体化原则。

68. ①中医诊断：胸痹，气滞心胸证。

西医诊断：稳定型心绞痛。

②中医类证鉴别：胸痹与悬饮鉴别（同前）；与胃脘痛鉴别，二者部位相近，但胸痹以胸前区疼痛、憋闷为主，多在劳累、饱食、情绪激动后发作，休息或用药后缓解，胃脘痛与饮食有关，以胀痛为主，持续时间长，硝酸甘油不缓解，并伴有消化系统症状，如嗳气、腹胀、呃逆等；与真心痛鉴别，后者胸痛剧烈，持续不解，胸痛彻背，伴冷汗、肢冷、面白、脉微，严重者或朝发夕死，或夕发朝死。

西医鉴别诊断：与急性冠脉综合征鉴别，不稳定型心绞痛可在静息状态下发作，疼痛程度严重、时间长、硝酸甘油不缓解，心肌损伤标志物明显升高，严重者可发展为急性心肌梗死；主动脉夹层，胸前区撕裂样疼痛，心肌损伤标志物正常，主动脉CT或造影可明确诊断；此外，还可以与肋间神经痛、心脏神经症等鉴别。

③进一步检查：观察心电图动态演变、心肌酶、冠状动脉CT或冠状动脉造影。

④中医治疗：疏肝理气，活血通络；方用柴胡疏肝散加减（组成略）。

⑤西医治疗：抗血小板治疗、稳定粥样硬化斑块、改善冠状动

脉供血、降低心肌耗氧、控制危险因素。

69.①中医诊断：真心痛，气滞血瘀证。

西医诊断：不稳定型心绞痛。

②中医类证鉴别：与胸痹、悬饮、胃脘痛鉴别（同前）。

西医鉴别诊断：与稳定型心绞痛、非 ST 段抬高型心肌梗死、主动脉夹层等鉴别（同前）。

③进一步检查：观察心电图动态演变、心肌酶、冠状动脉 CT 或冠状动脉造影。

④中医治法：行气活血，化瘀止痛；方用血府逐瘀汤加减（用药略）。

⑤西医治法：同前，此外必要时需行冠状动脉介入手术，若植入支架，应予双联抗血小板治疗。

70.①中医诊断：心悸，心血不足证。

西医诊断：阵发性心房颤动。

②中医类证鉴别：心悸包括惊悸与怔忡（同前）；心悸与奔豚鉴别，两者均表现为心中跳动不安，但心悸以心中跳动为主，而奔豚表现为少腹气上撞心，上下冲逆。

西医鉴别诊断：与房扑鉴别。房颤心电图主要表现为 P 波消失，代之以不规则 f 波，频率 350～600 次/分,主要表现为心律绝对不齐、心音强弱绝对不等、脉搏短绌；房扑心电图主要表现为 P 波消失，代之为规则锯齿样 F 波，频率 250～300 次/分,心室率规则或不规则。

③进一步检查：心电图、24 小时动态心电图、超声心动图等。

④中医治法：补血养心、益气安神；方用归脾汤加减（组成略）。

⑤西医治法：抗凝治疗、药物转复、无禁忌证可电复律、射频消融、积极治疗基础病。